本书的使用方法

每天锻炼，在不勉强自己的前提下进行吧！

上几级楼梯、跑几步就会气喘吁吁；即使走在平地上，也会经常崴脚、摔跤；没有时间去健身房接受专业的训练，每每下定决心开始运动，却总是无法持之以恒……如果你也属于其中的一种类型，那么，从今天开始进行肌力训练吧！

首先，决定好一天之中的锻炼时间，"每餐饭后一天三次"或是"早晚饭后刷牙的时候"等。

其次，请把本书挂在进行锻炼的地方。

《3分钟墙壁肌力训练月计划》里偶尔会有比较简单的训练方式，这个时候千万不要有"再多做几次运动，就可以早点看到成效"这样贪心的想法！请不要勉强自己一口气做很多运动。坚持一天一锻炼的原则，即使只有少许进展，也要坚持下去，每天都能坚持锻炼才是最重要的。

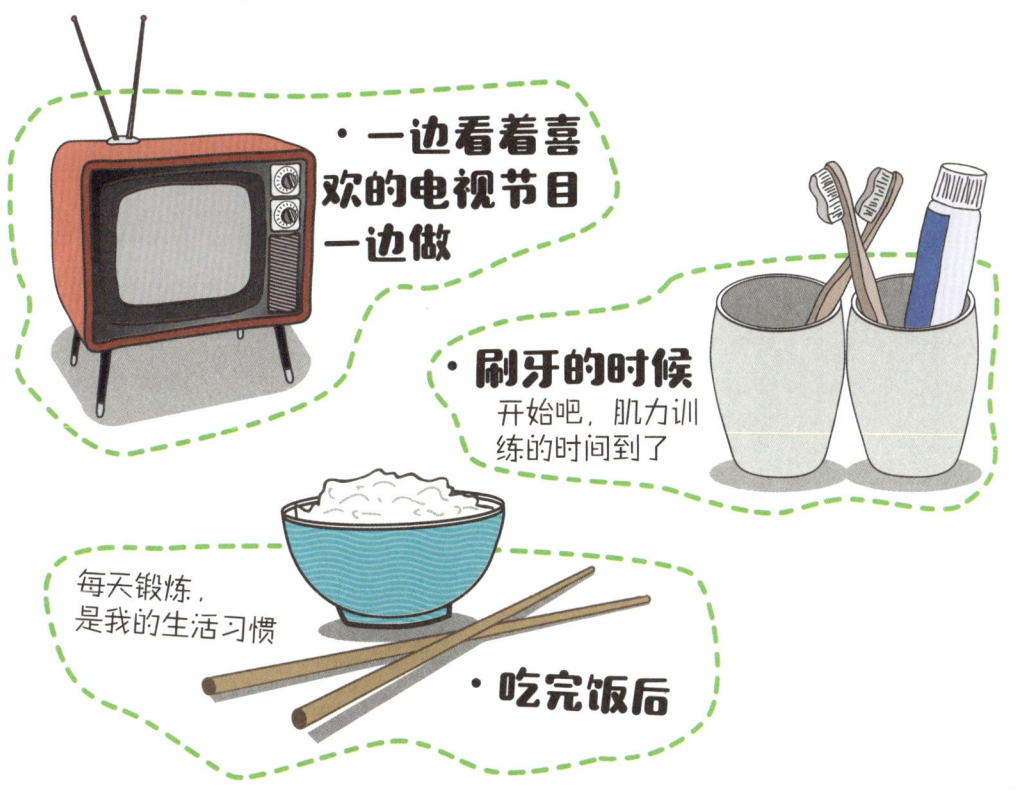

· 一边看着喜欢的电视节目一边做

· 刷牙的时候
开始吧，肌力训练的时间到了

每天锻炼，是我的生活习惯

· 吃完饭后

目录

为什么要一天一根难呢？……4

根据纳尔夫斯"腹式呼吸法"……5

肌力训练问&答……6

肌力训练时的注意事项……7

- 1 ▶ 髋部拉伸训练①……8
- 2 ▶ 髋部拉伸训练②……10
- 3 ▶ 正确站立的训练……12
- 4 ▶ 重心移动的训练（前后移动）……14
- 5 ▶ 重心移动的训练（左右移动①）……16
- 6 ▶ 重心移动的训练（左右移动②）……18
- 7 ▶ 手臂摆动的训练……20
- 8 ▶ 加强手臂肌肉力与步幅感的训练①……22
- 9 ▶ 加强手臂肌肉力与步幅感的训练②……24
- 10 ▶ 膝盖周围肌肉的训练……26
- 11 ▶ 踩关节的训练……28
- 12 ▶ 与脚踝站立所需要的肌肉力训练……30
- 13 ▶ 脚尖的训练……32

14 ▶ 下半身与躯干的训练①……………34

15 ▶ 下半身与躯干的训练②……………36

16 ▶ 下半身与躯干的训练③……………38

17 ▶ 灵活脚部的训练①……………40

18 ▶ 灵活脚部的训练②……………42

19 ▶ 小腿的肌耐力训练……………44

20 ▶ 抬脚所需要的肌耐力训练……………46

21 ▶ 大腿后侧肌的肌耐力训练……………48

22 ▶ 臀部的肌耐力训练……………50

23 ▶ 臀部外侧的肌耐力训练……………52

24 ▶ 髋关节的多方训练①（开胯）……………54

25 ▶ 髋关节的多方训练②（画"8"字）……………56

26 ▶ 下肢协调力的训练①……………58

27 ▶ 下肢协调力的训练②……………60

28 ▶ 下肢协调力的训练③……………62

29 ▶ 下肢协调力的训练步伐①（圆形移动）……………64

30 ▶ 下肢协调力的训练步伐②（"Z"字移动）……………66

31 ▶ 下肢协调力的训练步伐③（"8"字移动）……………68

肌力训练的惊人效果 ……………70

肌力训练Check List ……………71

为什么要"天天锻炼"呢？

用正确的方式去锻炼，才能够增强肌肉力量，而且身体对大脑活动与智力发育都也会受益。

一天锻炼够多开始锻炼了几天之后，身体自然会出现肌肉酸痛、肌力的训练强度就必须要努力坚持着。甚至有多数人的训练来说，这个一定都是所有的训练课程，动作难度没有那么高。

即为训练的重点放在了"轻量运动"，"一天一锻炼就好"，这没有多少同时并没有持续的坚持力，身体很难正确使用的时候，就能够继续和激活着发展肌肉与正确的使用身上。大脑对身体的发展会受益，反应时间与动作速度也会随着发展。

"一天一锻炼"也真的重要又好的！

即为训练的设计上看，即使是对大部分就做动作来看身体量适度的人来说，也可以持续也可以正确地运动，坚持一天一锻炼。

团队合作一起训练

- 所以可以活动肌肉，就可以使肌肉更加发达
- 所以可以增强神经系统的敏感反应性
- 所以可以让正在生长的骨骼没有影响
- 所以可以避免肌肉不够发达而导致的各种问题

锻炼前先学会"腹式呼吸法"

为了提高效果,在锻炼中请不要憋气,用腹式呼吸法配合动作。腹式呼吸法可以加快代谢,对完善姿势也有成效。

腹式呼吸法说起来简单,但刚开始要一边运动一边做,却不容易。因此,在做肌力训练之前,躺着、坐着都可以,用轻松的姿势先做几次腹式呼吸。在锻炼之前做腹式呼吸,可以调整呼吸,这样在锻炼时就能够更加集中注意力了。

腹式呼吸法

· 吸气时,从鼻子深深地吸入。

· 呼气时,用嘴巴慢慢地吐气。

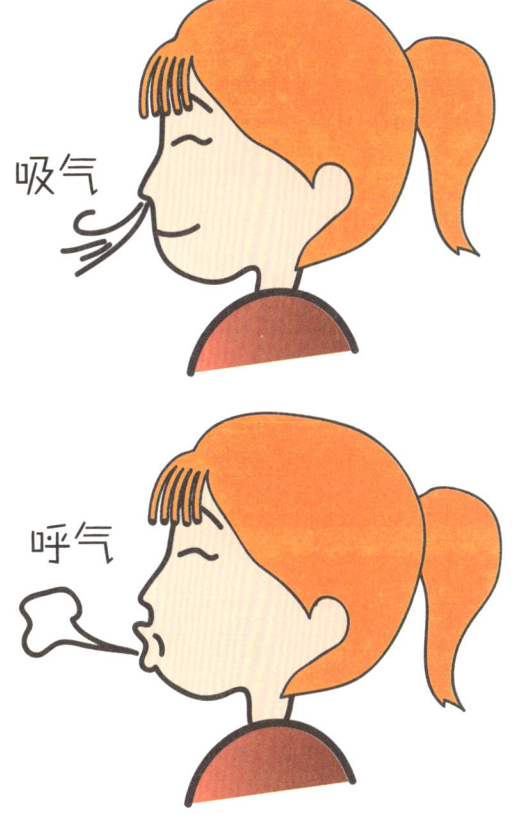

肌力训练 问&答

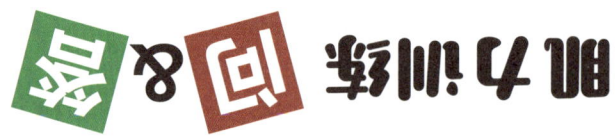

问：一定要从"1"开始训练，开始体能的1开始练起的吗？

答：要从"1"开始训练时的第一个基本动作并没有用图的。

即为训练者为了了解自己身体的活动范围，必须从"1"开始训练开始，依次做到"31"，渐渐确定自己的身体的限度，其实为初次训练目的。

问：1天只能做1套训练的吗？

答：做3套左右也可以。

如果已经熟练掌握了训练动作，熟练掌握程度基本没有了问题？这几个动作，但身体状况看看为什么不太够？3个小时间，身体状况也没关系，若重要的是"照样做了3套，今天也要重做3套"，这样的行为，以锻炼后为标准地进行训练。

问：身体太累感觉的时候可以停止锻炼的吗？

答：不要勉强，请务必休息。

每天不舒服的时候，激素的时候，不要勉强自己锻炼，对身体有害。"每天都有坚决进行"的锻炼，为了能够长期持续锻炼，请一点点增加意识为好。

问：除了之后，要从哪里再开始呢？

答：请从久之前停下来的地方开始。

即为训练从"1"开始有并不是绝对所需的为方法，如果重了为段，如果断了已经停了一周以上，如果搁重再做起，才能重新激发，因为从久之前停下来的肌肉所以为"1"开始，也对于身体状况训练集中并没有太多影响。

问：有值得推荐的补充营养的食物可以吃的吗？

答：在养营养均衡后，以不会导致增加为好进行锻炼。

即为训练的核心重点主要在身体矫正确的训练动作营养的基础，因此并非常规积分或伤害的重要的营养补充了，请勿过行，若考虑增量而且加水训练，要以不要忽略基础的一点一点地再进行。

问：对训练场地有什么要求？

答：请在本目的地方进行锻炼。

训练场地，只要是本目的地方就可以。如果是在地板上，要柔软的、柔软的铺垫，当脚进行锻炼（如脚上若是清净，若是坐地上也可以，也可以为外进行。

肌力训练时的注意事项

肌力训练原本是以轻量运动为目的所设计的，同时可以依据自身能力与需求加强训练，但千万不要勉强自己过量，以轻松做得到为原则来进行吧！

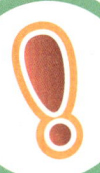
身体状况不好，疲累的时候，不要勉强自己，请好好休息。

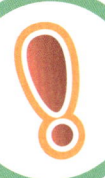
当锻炼中感到"疼痛""无法忍受"，感觉恶心不舒服的时候，就请停下来。

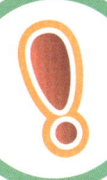
千万不要"忍痛做动作""用蛮力硬是做出样子"。

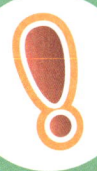
不要跟别人比较训练的次数或是时间长短，请根据自身的步调进行。

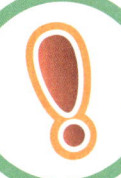
总是无法在设定的时间锻炼的话，换个时间锻炼也没关系。

1

腿部拉伸训练①

切实感受阿基里斯腱（小腿）吧

训练次数：

左右各
30秒×3次

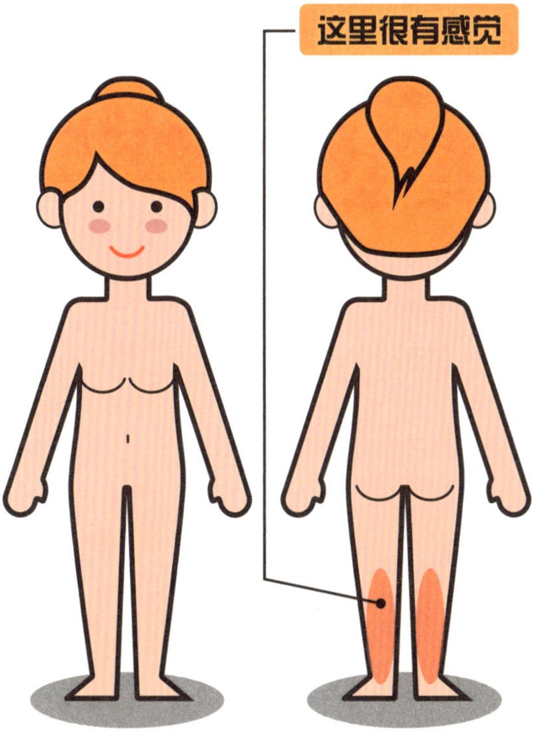

训练随笔

伸展小腿①

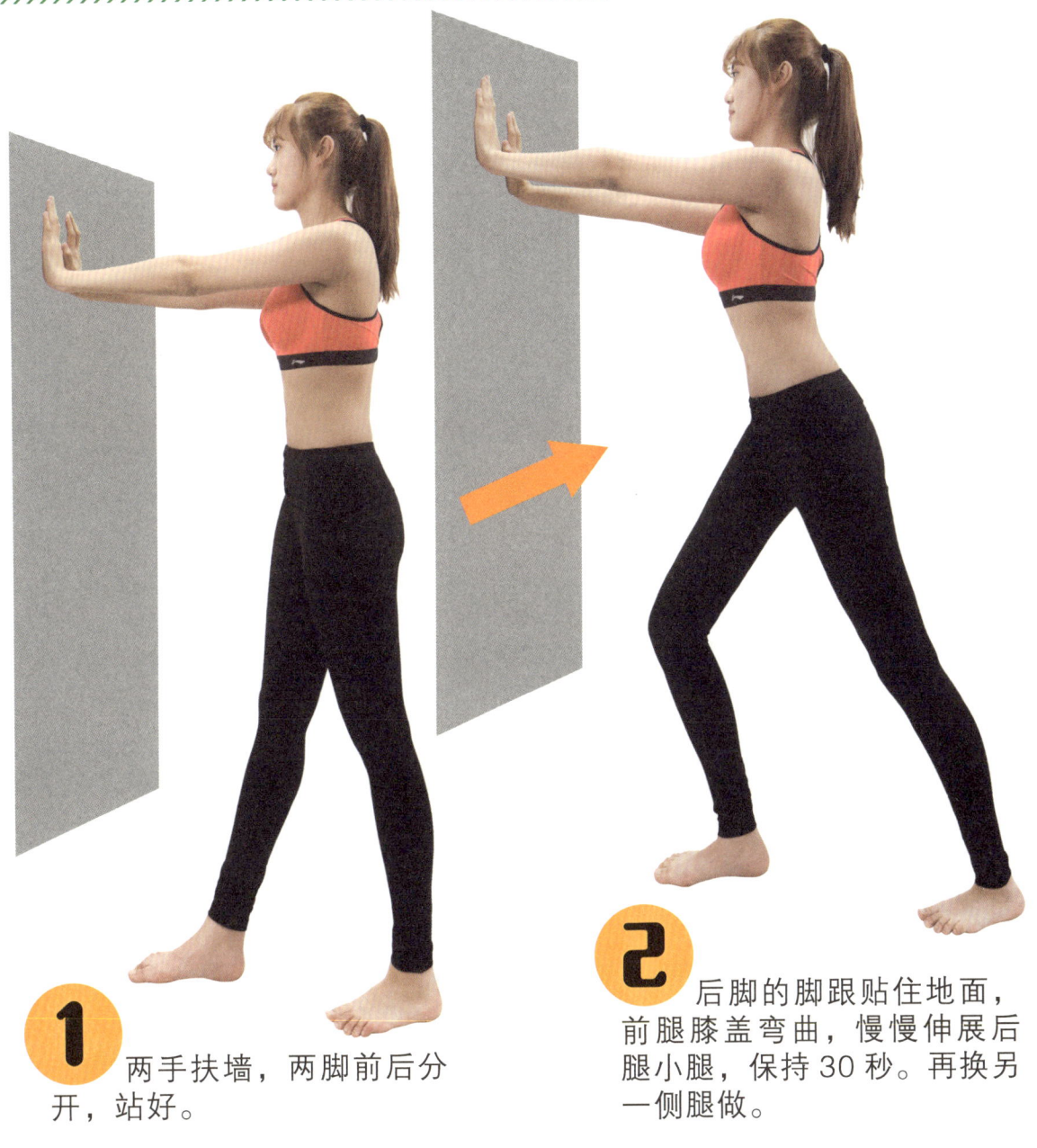

1 两手扶墙,两脚前后分开,站好。

2 后脚的脚跟贴住地面,前腿膝盖弯曲,慢慢伸展后腿小腿,保持30秒。再换另一侧腿做。

> 不要用力过度或是忍耐疼痛,慢慢地一点一点伸展就可以了。

2 腿部拉伸训练⑵

切实感受到膝盖被拉伸（小腿）吧

训练方法：
方法多
30秒 × 3次

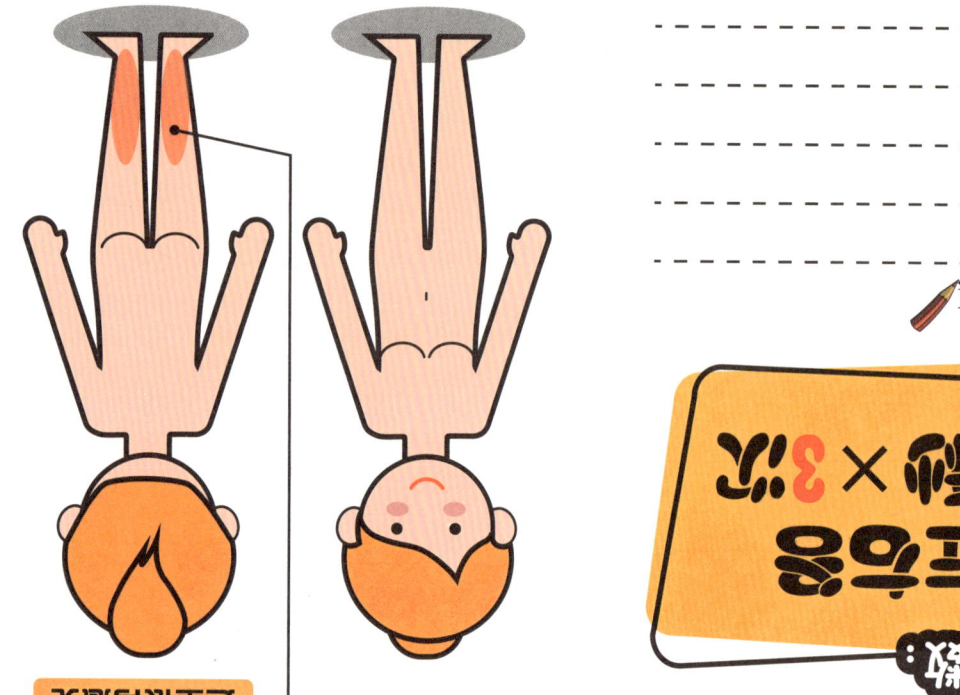

这里有酸痛感

✏️ 训练随笔

伸展小腿②

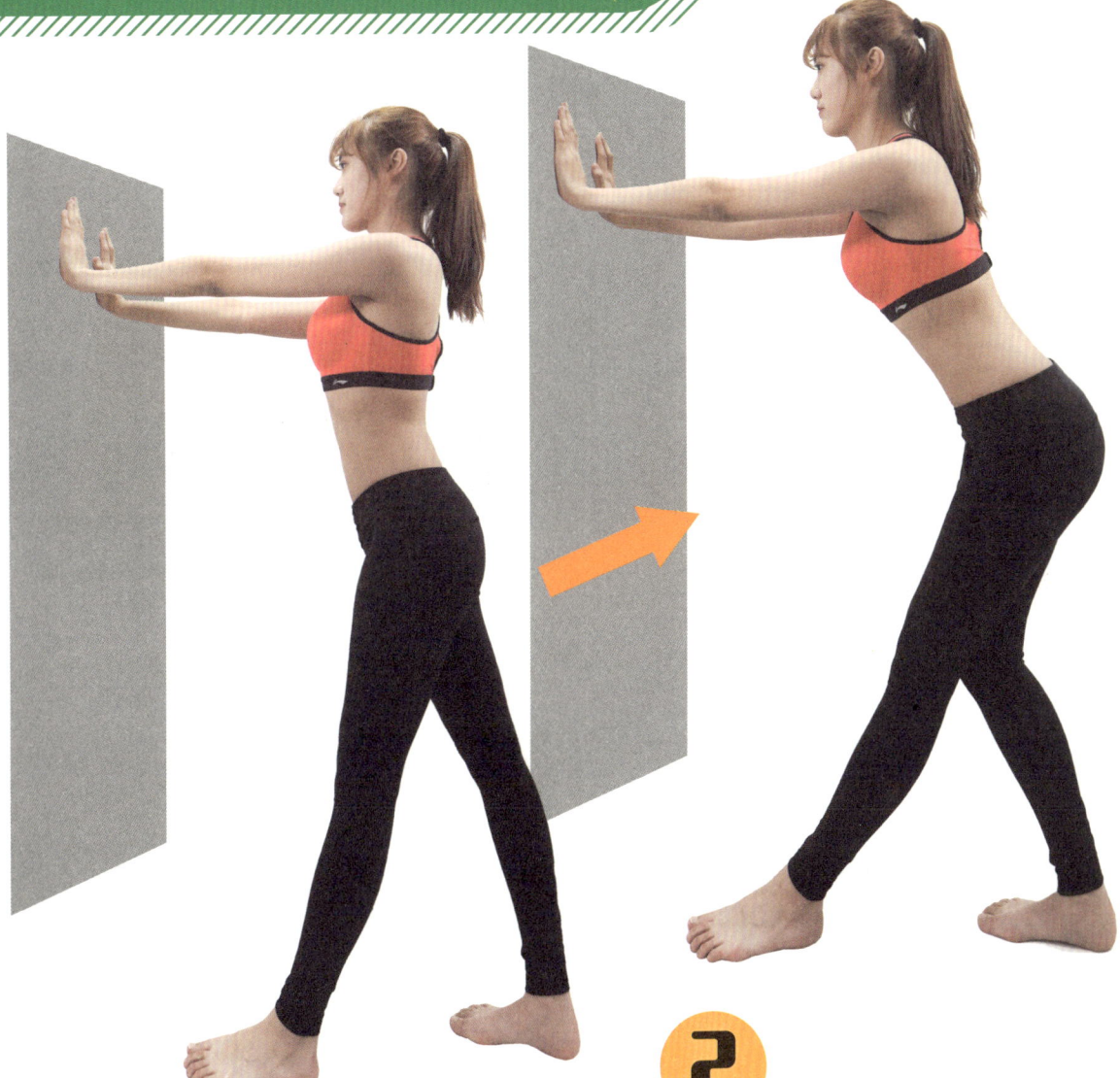

1 两手扶墙，两脚前后分开，站好。

2 前腿膝盖伸直，臀部往下坐，尽量伸展前腿的小腿，保持30秒。换另一侧腿做。

> 不要用力过度或是忍耐疼痛，慢慢地一点一点伸展就可以了。

3

正确挺立站的训练

抬头挺胸！记得身体的站姿吧

训练方法：

俯卧挺身
30秒 × 6次

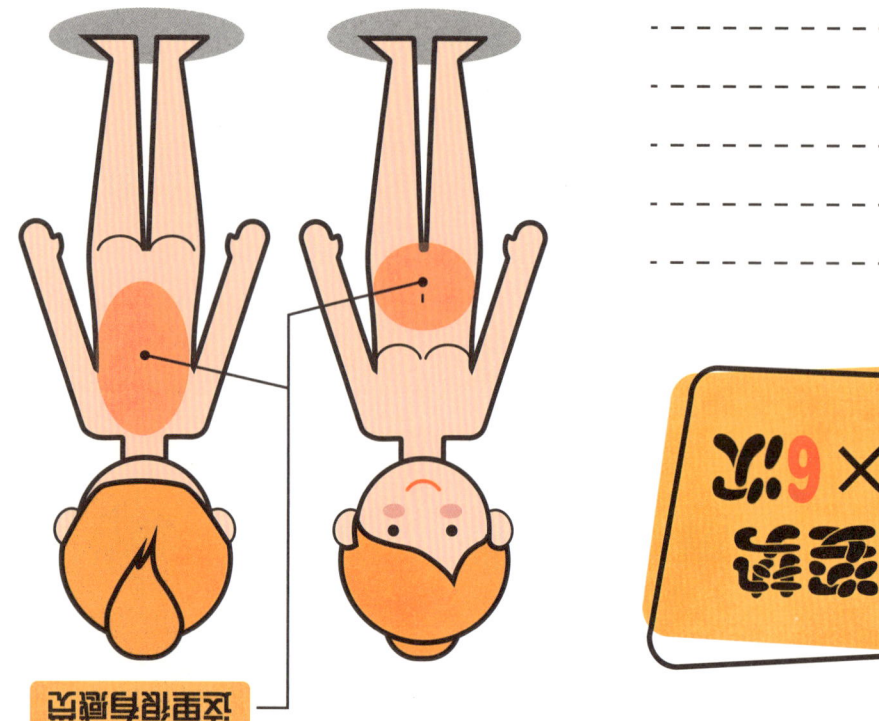

这里保持稳定

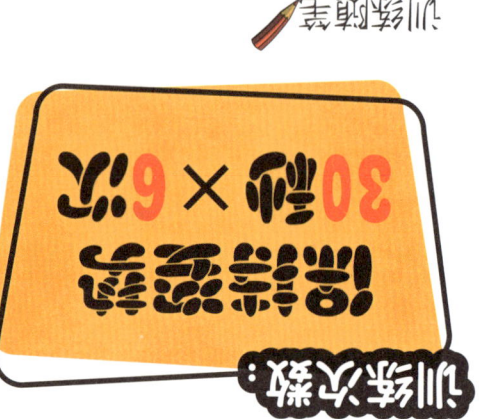

训练窍门

好好地站直

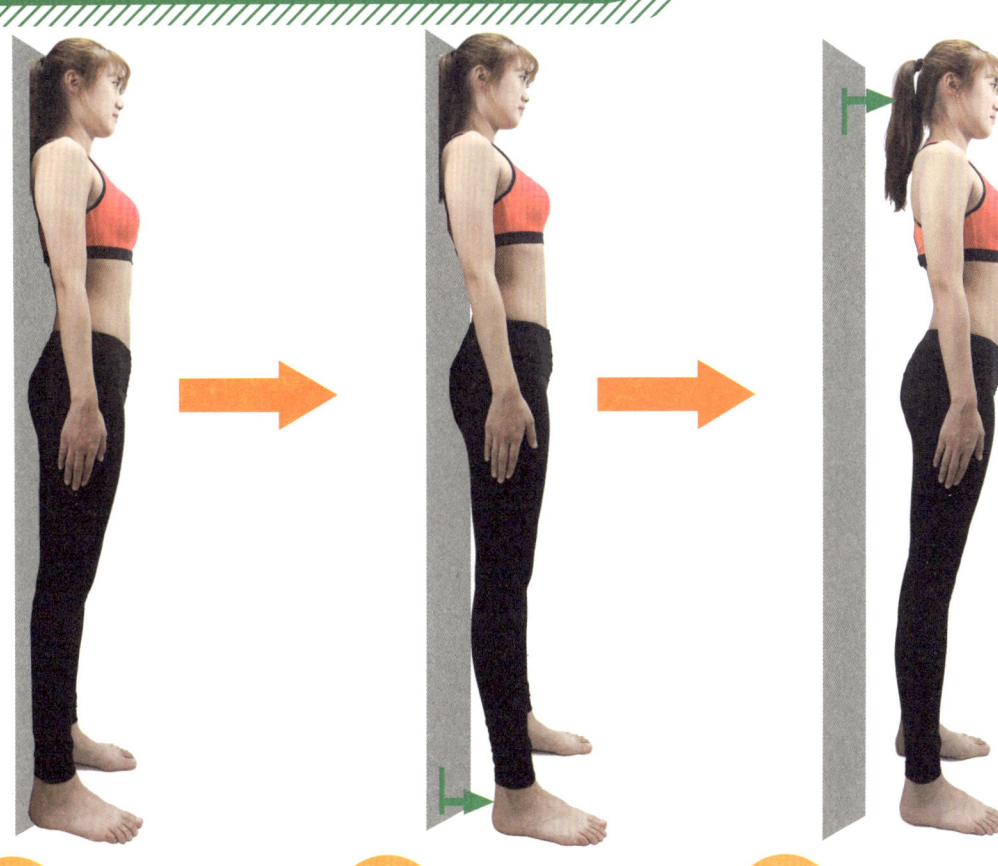

1 头部、背部（肩胛骨）、臀部、脚跟贴住墙壁，身体站直。

2 头部到臀部保持不动，把脚跟移开，距墙壁5厘米，站稳。

3 头部、背部、臀部离开墙面，身体站直，保持30秒不要动。

动作熟练之后
跟墙壁的距离慢慢缩小吧。

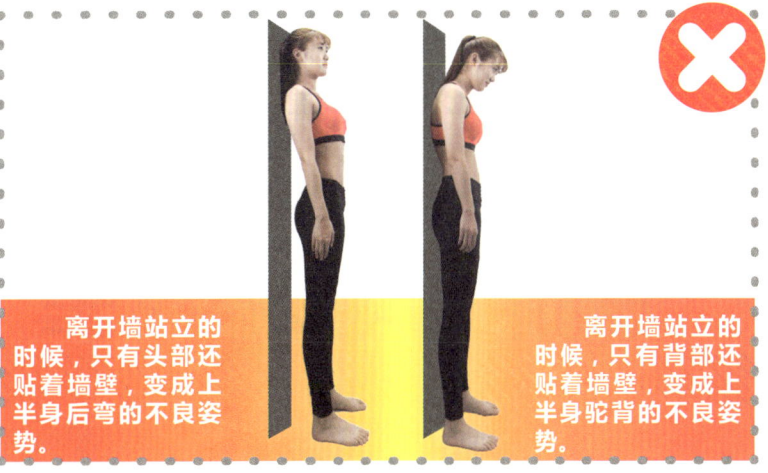

离开墙站立的时候，只有头部还贴着墙壁，变成上半身后弯的不良姿势。

离开墙站立的时候，只有背部还贴着墙壁，变成上半身驼背的不良姿势。

4

重心移动的训练（与后轮抬起）

用臀部脚尖来记住
重心前后移动的感觉

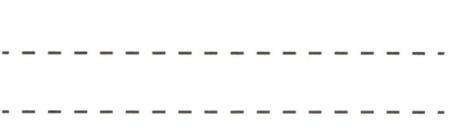
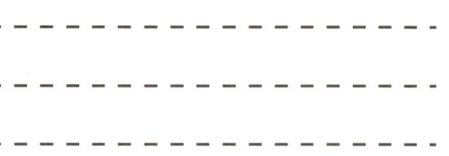
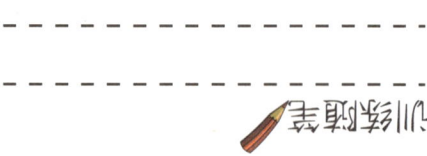

训练次数：

活动8
15分

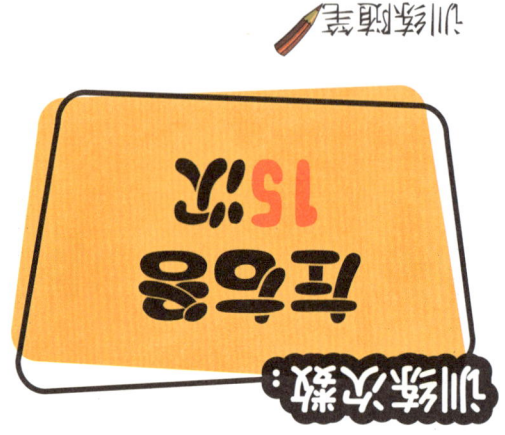

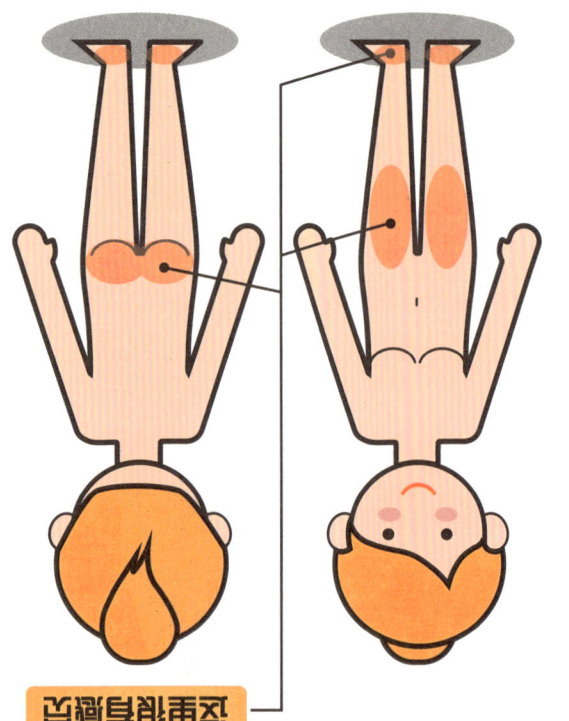

这是信号部位

移动身体（前<>后）

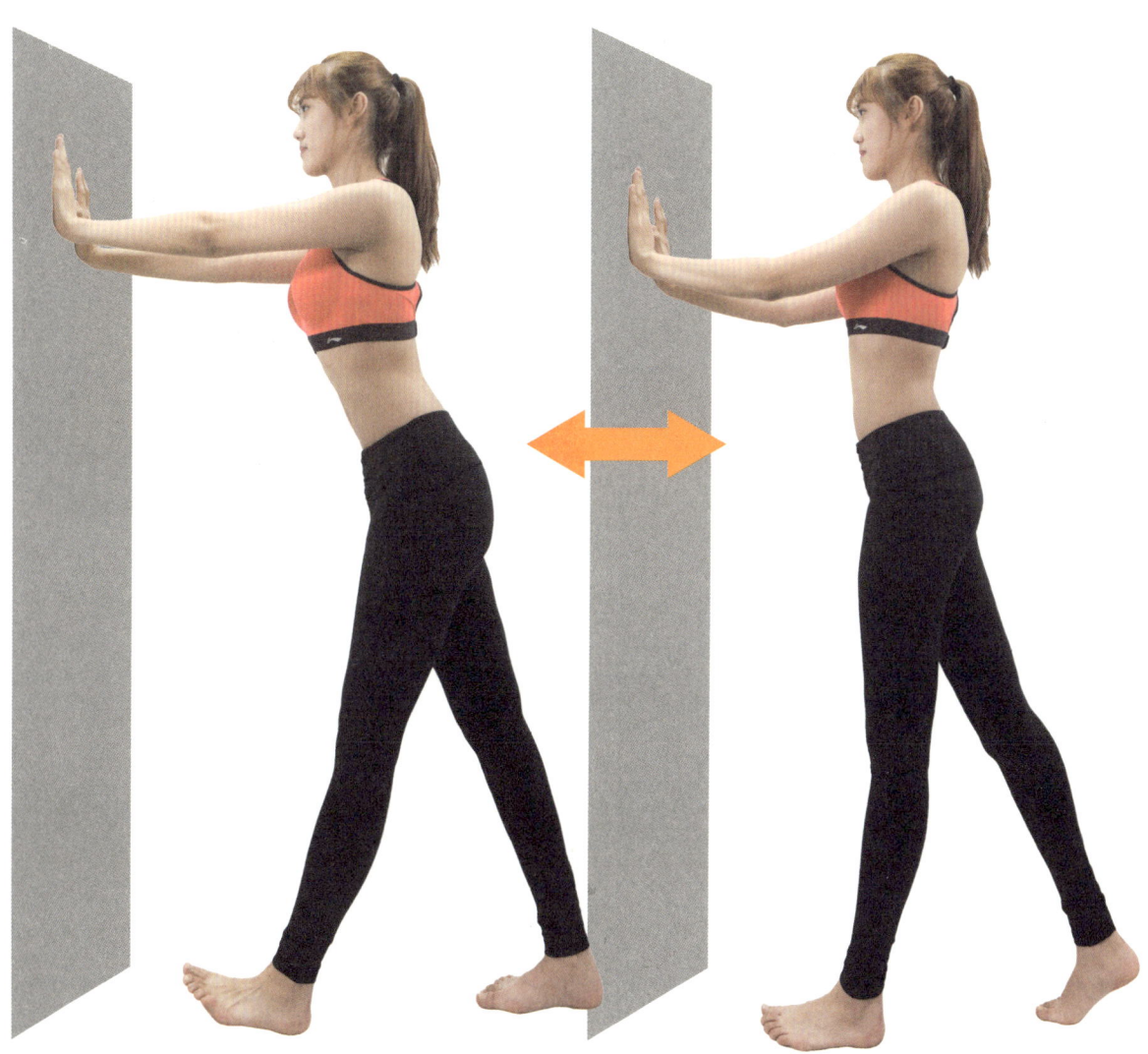

1 两手扶墙，两脚前后分开，站好。提起前脚掌，后脚脚底贴住地面，重心放在后脚上。

2 后脚脚跟提起，脚掌蹬地，此时前脚脚底贴住地面，重心向前脚移动。再换另一侧脚做。

5 重心移动的训练（左右移动①）

训练方法：
躯干有力，记住重心，左右移动的轨道

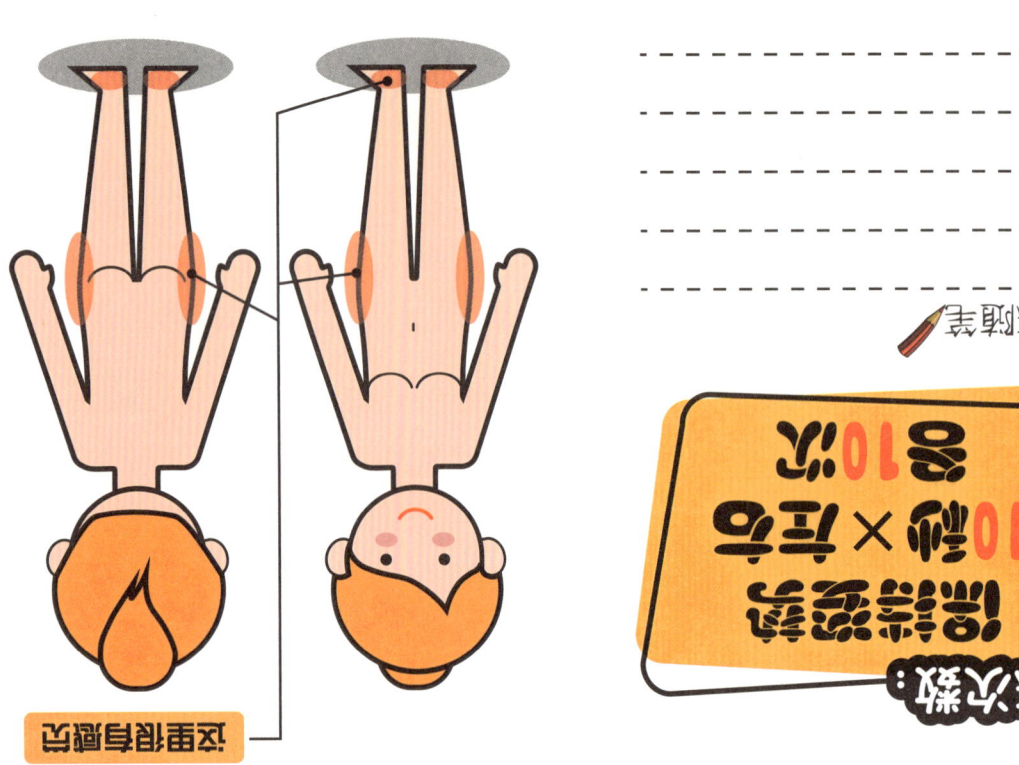

返回身体路径

训练方法：
10秒 × 左右
各10次

训练时长：

移动身体（左◁▷右）

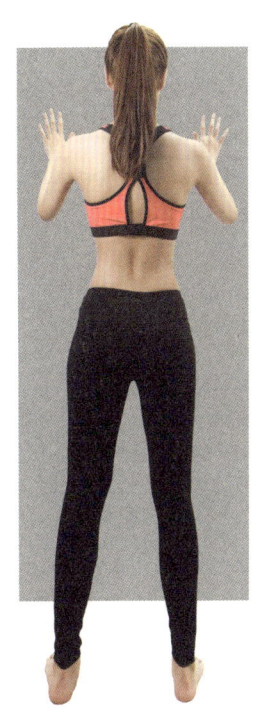

1 两手扶墙，两脚分开较肩膀微宽，站直。

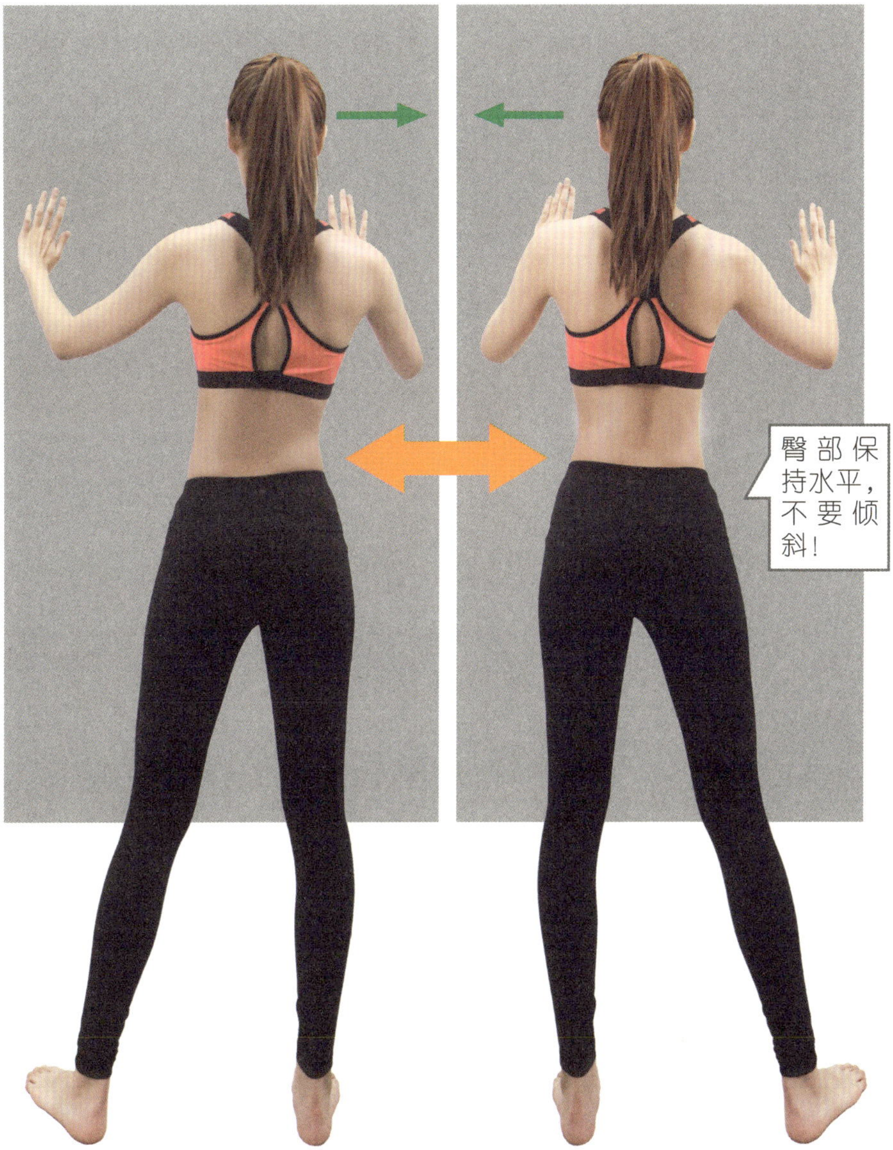

2 站直后，身体重心移到右脚上，保持10秒。

3 同样的，身体重心移到左脚上，保持10秒。

臀部保持水平，不要倾斜！

6 重心转动的眼训练（左右转动②）

更加精准转重，记住重心转动的轨迹

训练方法：

慢速运转！10秒×方右各10次

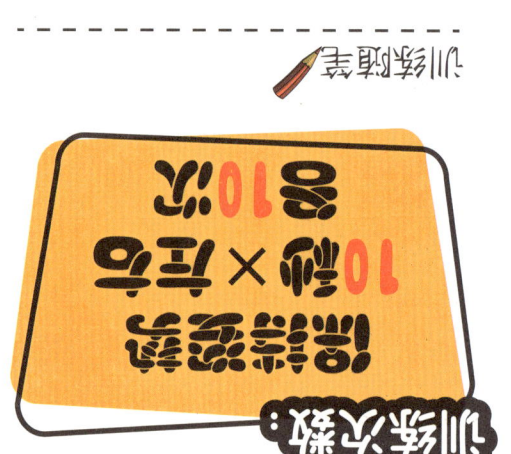
✏️训练记录表

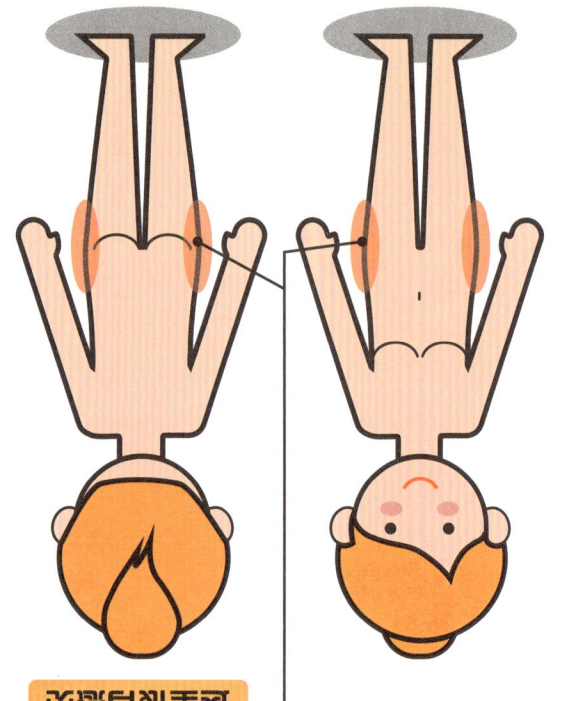

这里有感觉

抬脚移动重心（左◁▷右）

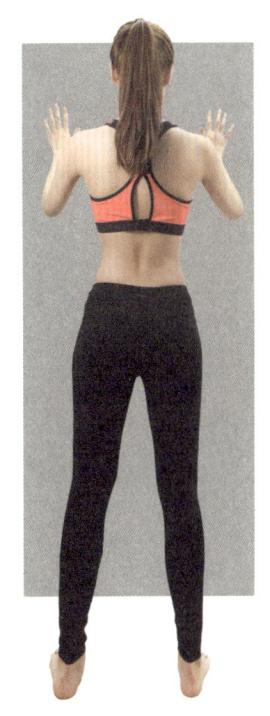

1 两手扶墙，两脚分开较肩膀微宽，站直。

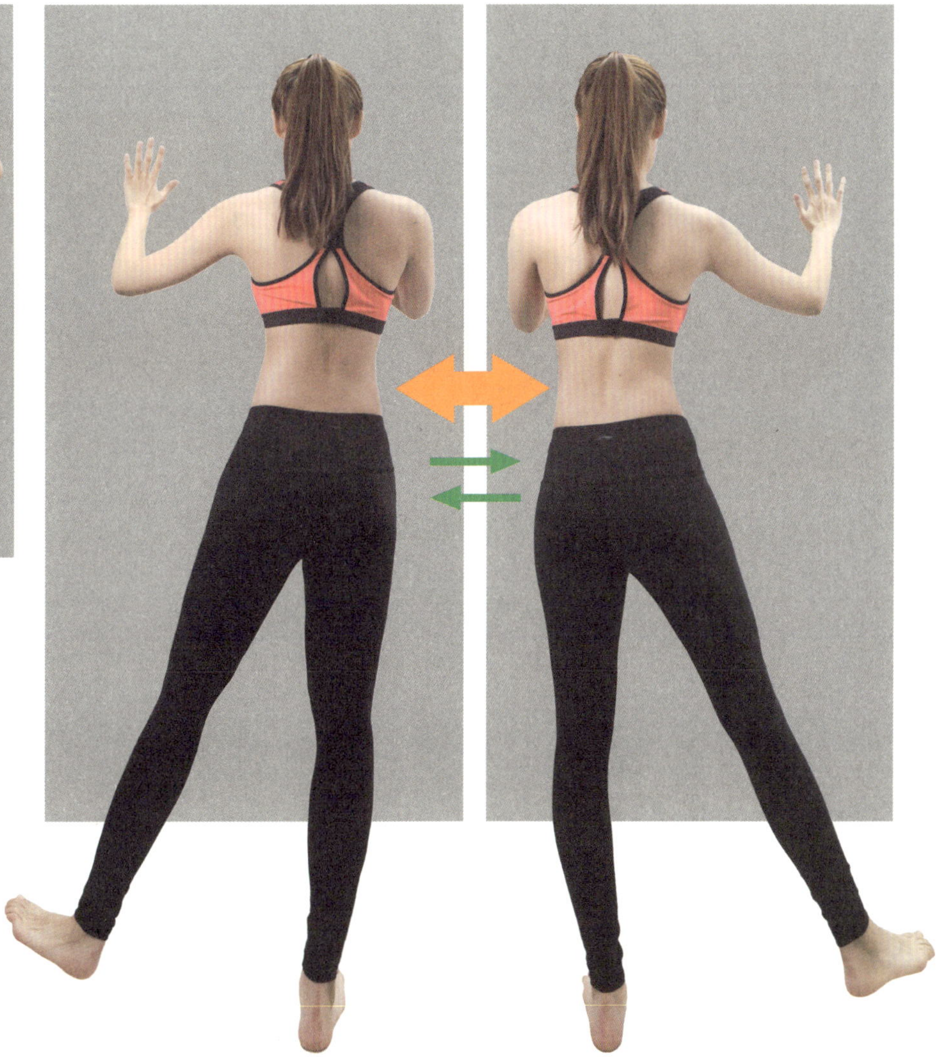

2 站直后，抬起左脚离开地面，把身体重心放在右脚上，保持10秒。

3 同样的，抬起右脚离开地面，把身体重心放在左脚上，保持10秒。

7

手臂摆动的规范

利用肩部带动小手臂
（小手臂）

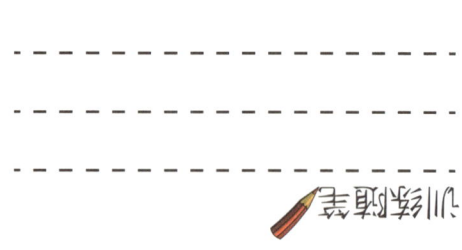
训练方法:

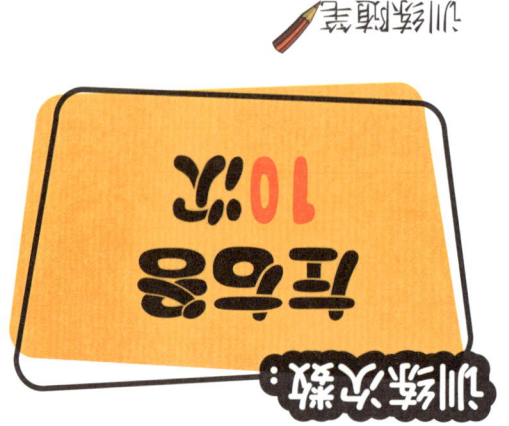
运动 10 分
训练时长

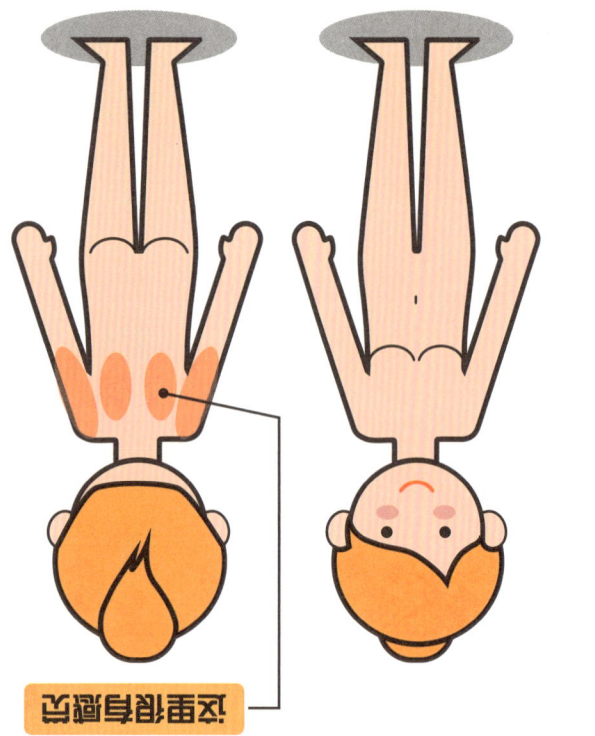

这里要有感觉

从肩胛骨摆动手臂

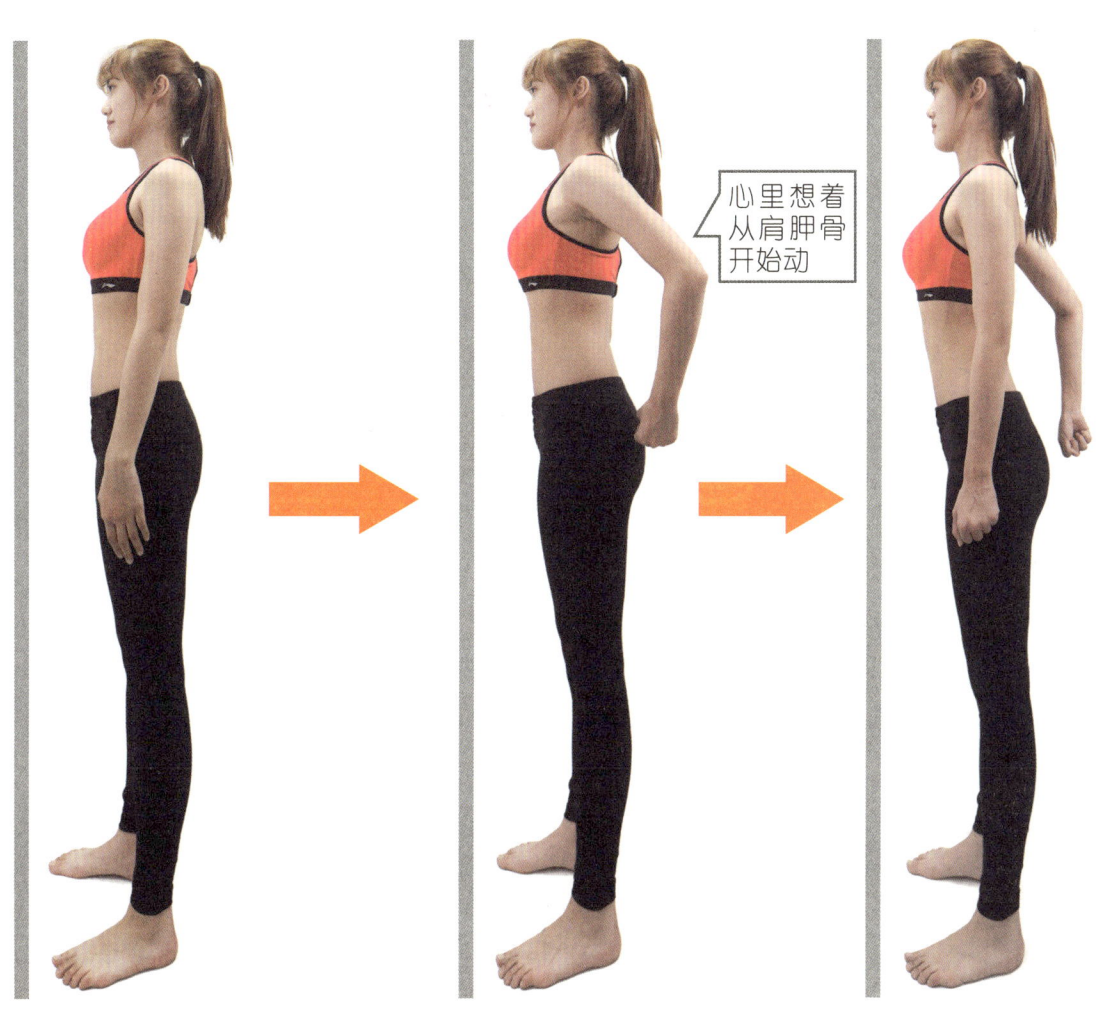

心里想着从肩胛骨开始动

1 在墙壁前站直

2 单手手肘弯曲，连同肩胛骨一起往后拉。

3 单手放松，在回原位的同时，另一只手臂往后拉。

用蛮力拉扯的话，会造成肩膀疼痛，请在身体允许的范围内进行。

8 如何手臂肌肉拉力与支撑能力的训练 ①

技巧 手臂肌肉拉力的同时，也培养平衡能力。

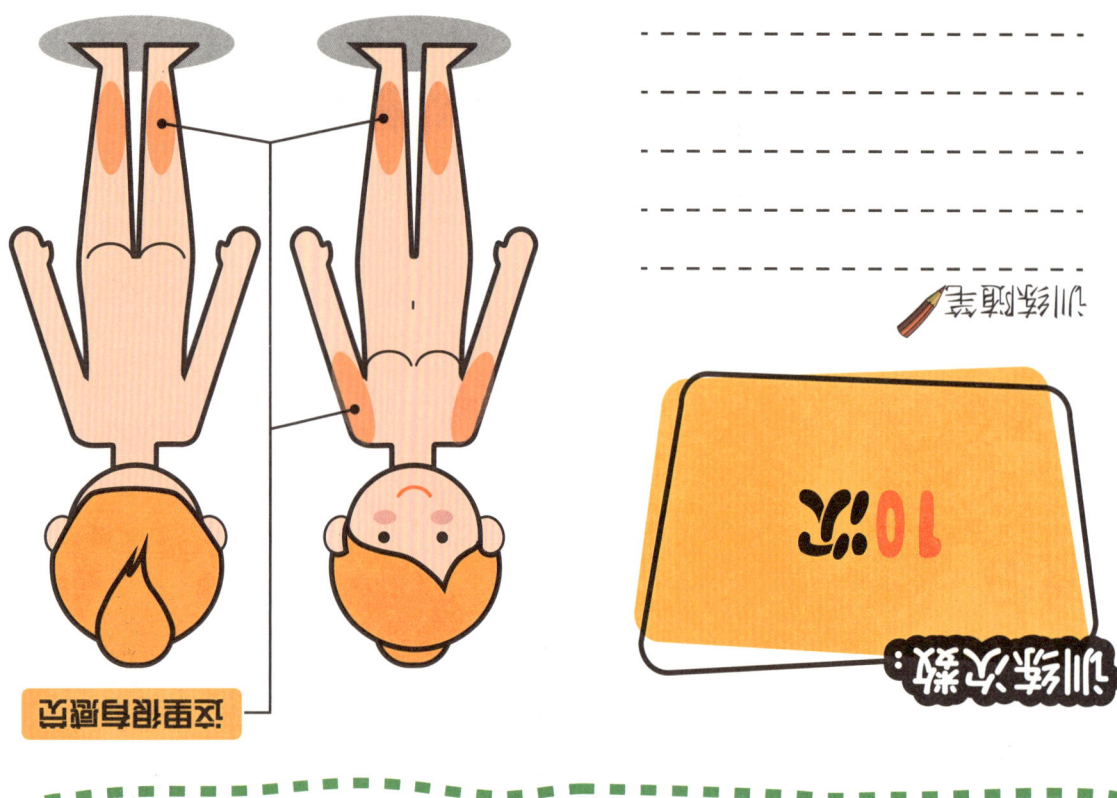

这里有感觉

训练时长：

10分

训练目标：

手推墙壁

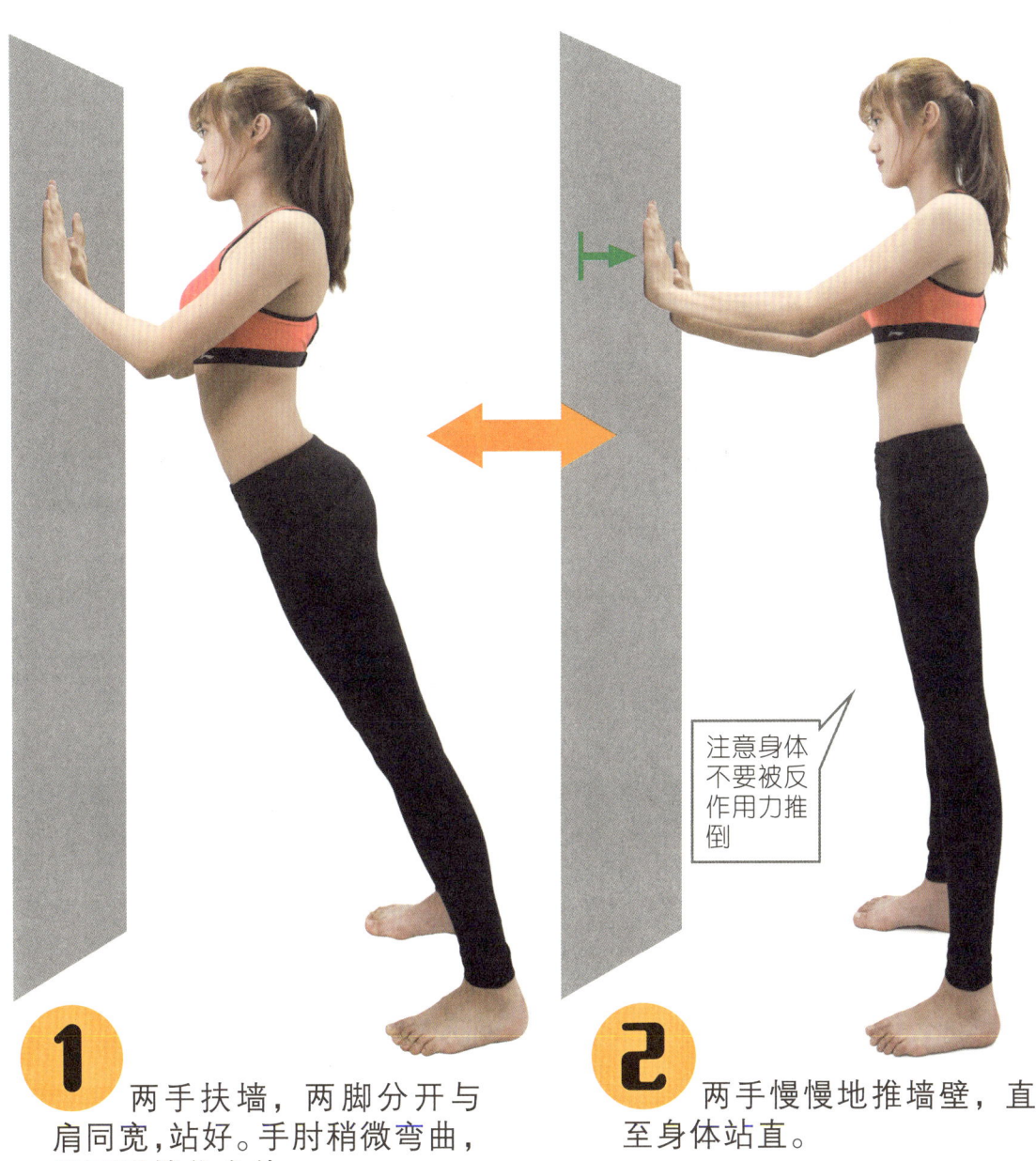

注意身体不要被反作用力推倒

1 两手扶墙，两脚分开与肩同宽，站好。手肘稍微弯曲，用两手撑住身体。

2 两手慢慢地推墙壁，直至身体站直。

猛烈地推墙壁，可能会向后跌倒，刚开始轻推就好。

9 加强手臂肌肉力与 书写握姿的训练②

矫正手臂肌肉力的同时，也培养正书写握姿

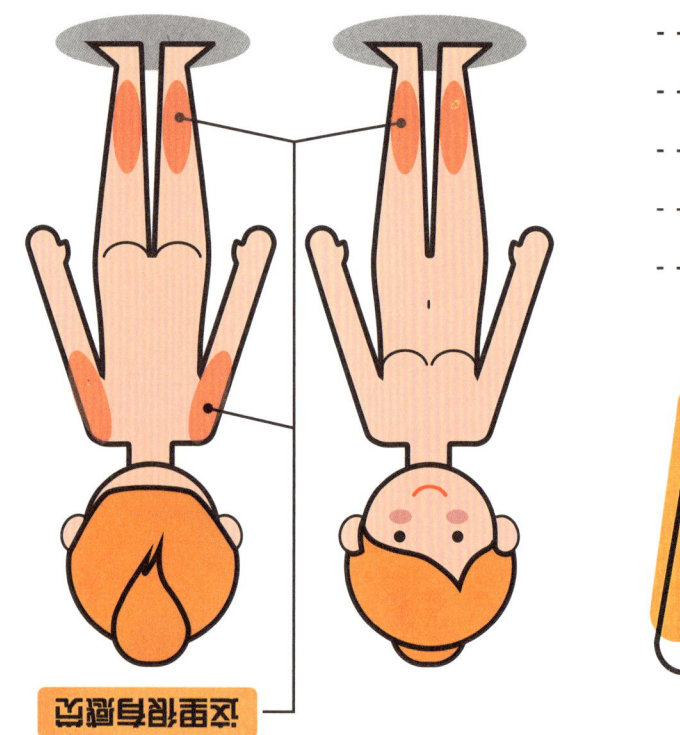

这里有酸痛

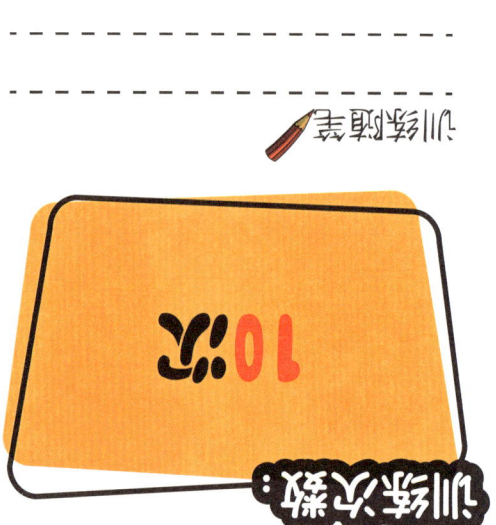

训练时长：
10分

训练次数：

手推墙壁

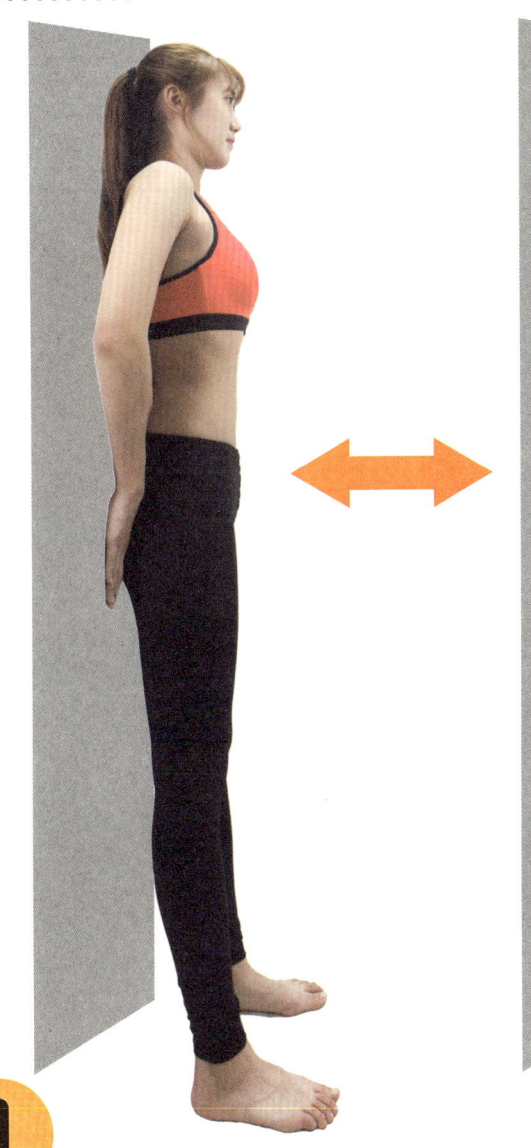

注意身体不要被反作用力推倒

1 头部、背部、臀部紧贴在墙壁上，两手贴在墙壁上，脚跟距墙壁5厘米，站好。

2 两手慢慢地推墙壁，身体离开墙壁，站直。

猛烈地推墙壁，可能会向后跌倒，刚开始轻推就好。

10 胸前展开训练

让手臂在固定的范围内

训练次数： 10~15次

训练描述：

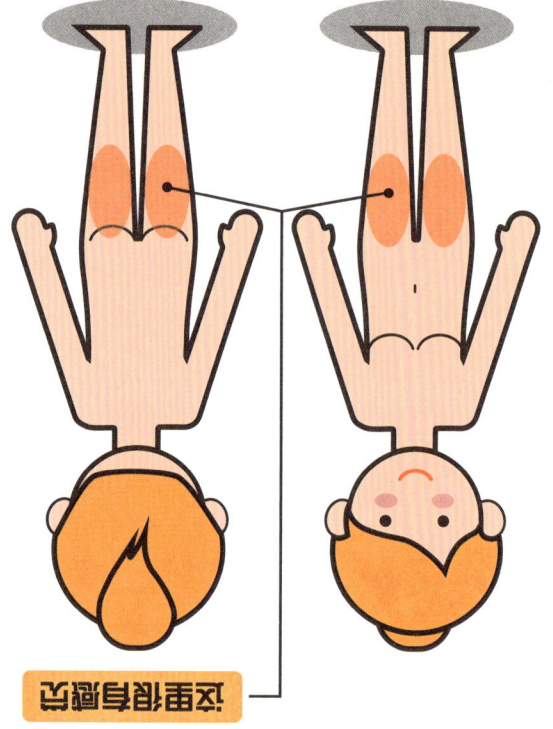
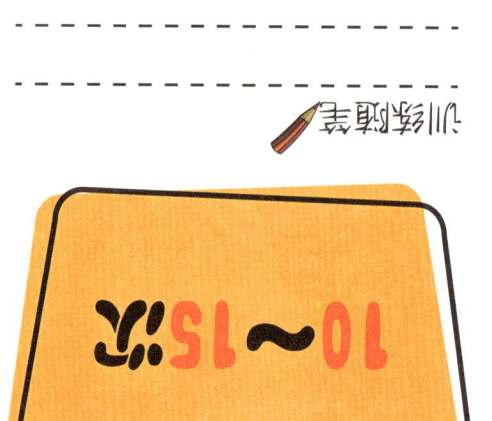
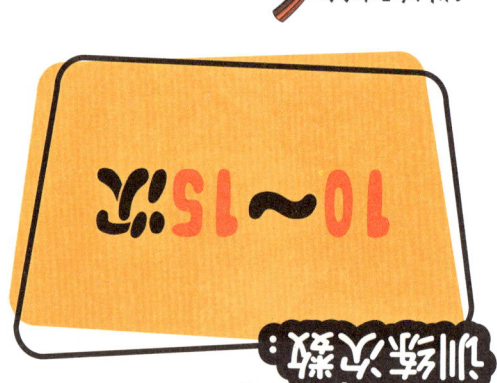

蹲姿

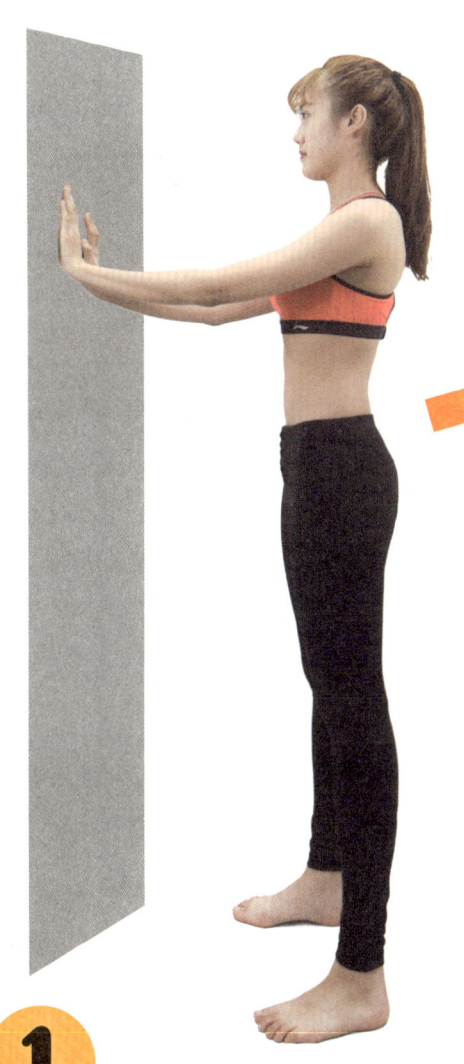

1 两手扶墙，两脚分开与肩同宽，站直。

2 屈膝，臀部发力向下坐，到不会难受的程度就好，保持时间尽量久一点。接着，膝盖伸直，回到1的姿势。

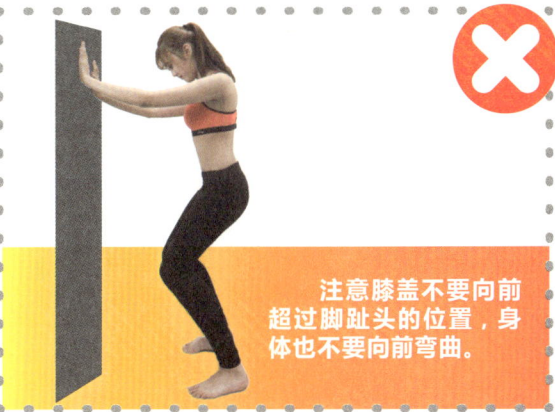

注意膝盖不要向前超过脚趾头的位置，身体也不要向前弯曲。

髋关节的训练

脚分开，切莫着急
髋关节的存在

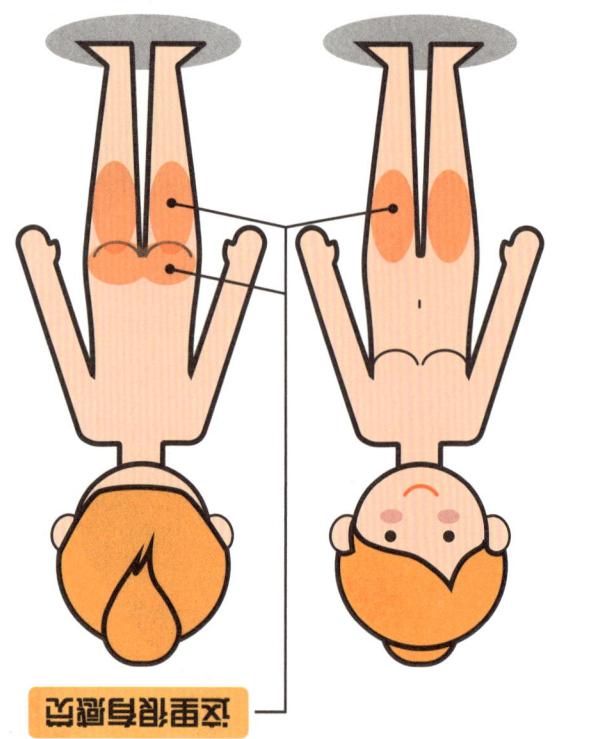

这里有肌肉群

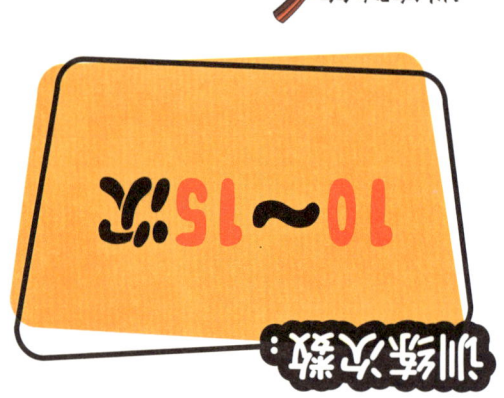

训练次数：
10~15次

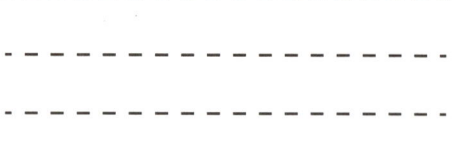

训练摘要

宽蹲

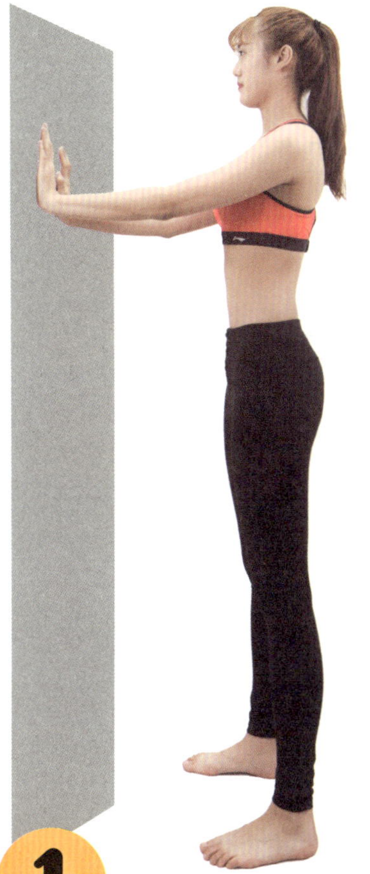

1 两手扶墙，两脚分开较肩微宽，站直。

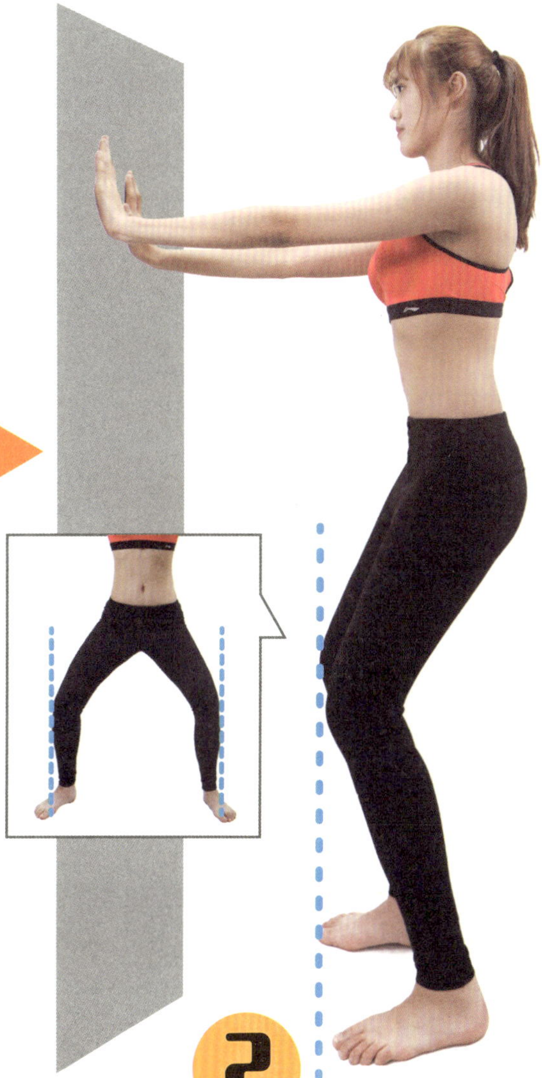

2 一边感受自己的髋关节（臀部周围），一边向下坐，到不会难受的程度就好，保持时间尽量久一点。接着，膝盖伸直，回到1的姿势。

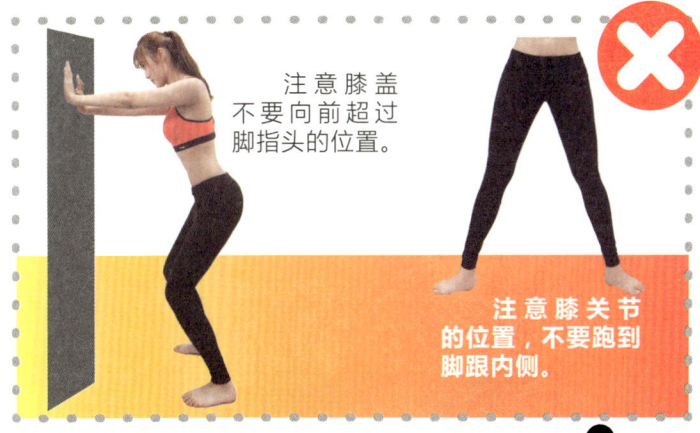

注意膝盖不要向前超过脚指头的位置。

注意膝关节的位置，不要跑到脚跟内侧。

12

更脚踏实立所重要的肌肉训练

如何锻炼男生围的肌肉

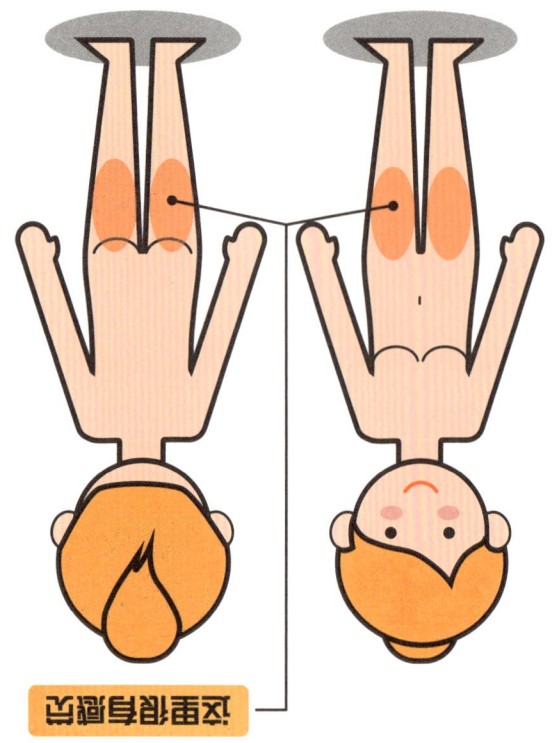

这里有感觉

训练次数:

运动
10 分

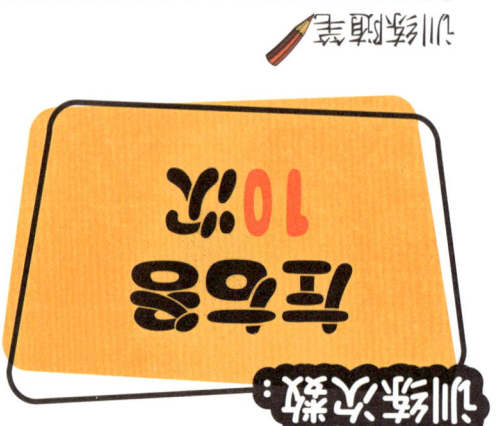

训练随意

单脚蹲

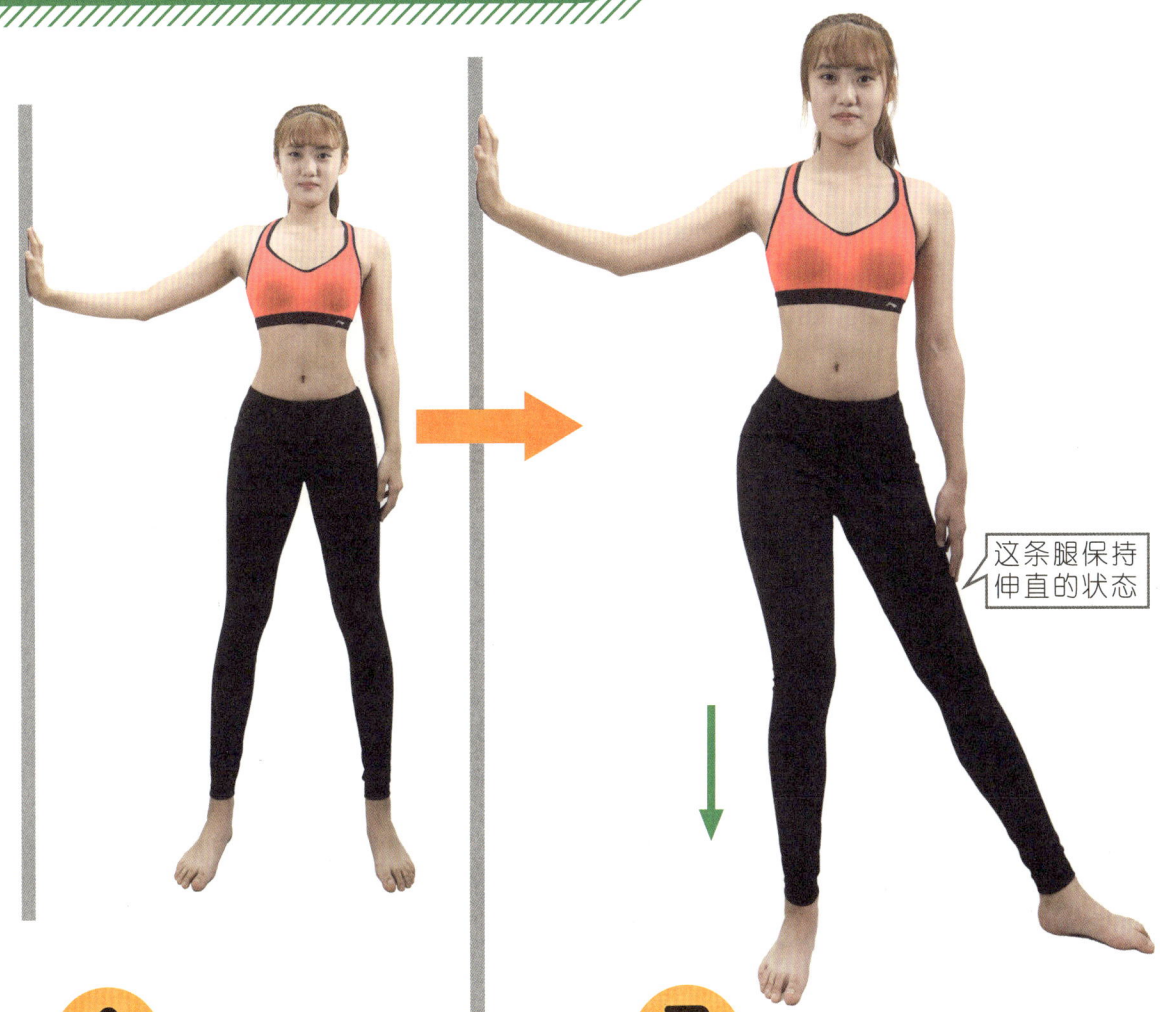

这条腿保持伸直的状态

1 侧身立于墙壁，两脚分开与肩同宽，单手贴在墙壁上。

2 靠近墙壁的那条腿膝盖前屈，身体向下坐，到不会难受的程度就好，保持时间尽量久一点。接着，膝盖伸直，回到1的姿势。换另一条腿做。

这是对膝盖负担较大的运动，因此感觉痛或是不适的话，就停下来休息一下吧。

13 勇士般的训练

通过正确的呼吸法，强健肺部，提高肺的功能。

训练大纲：

训练内容

活动2

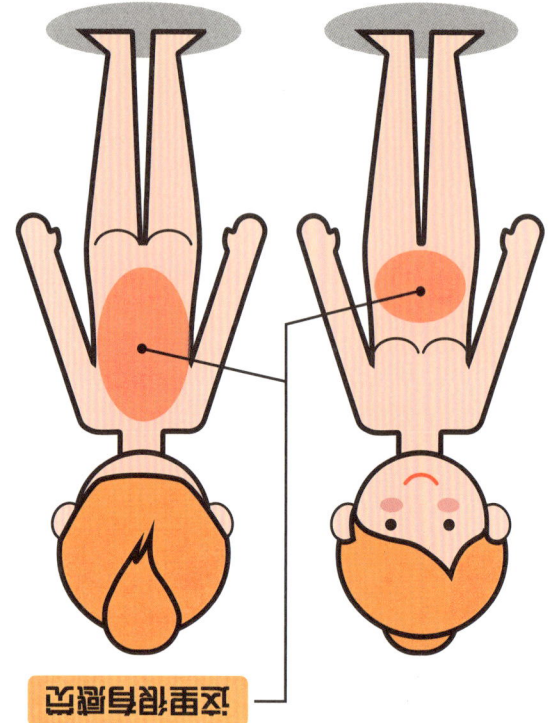

这里是肺的位置

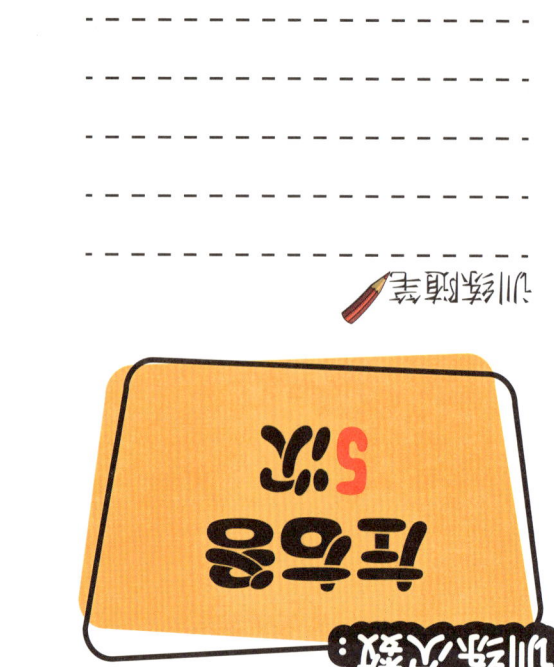

转腰

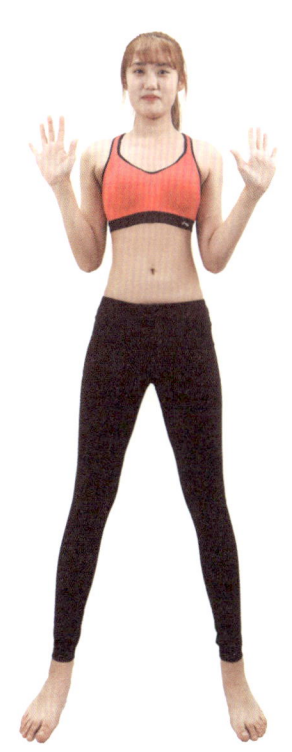
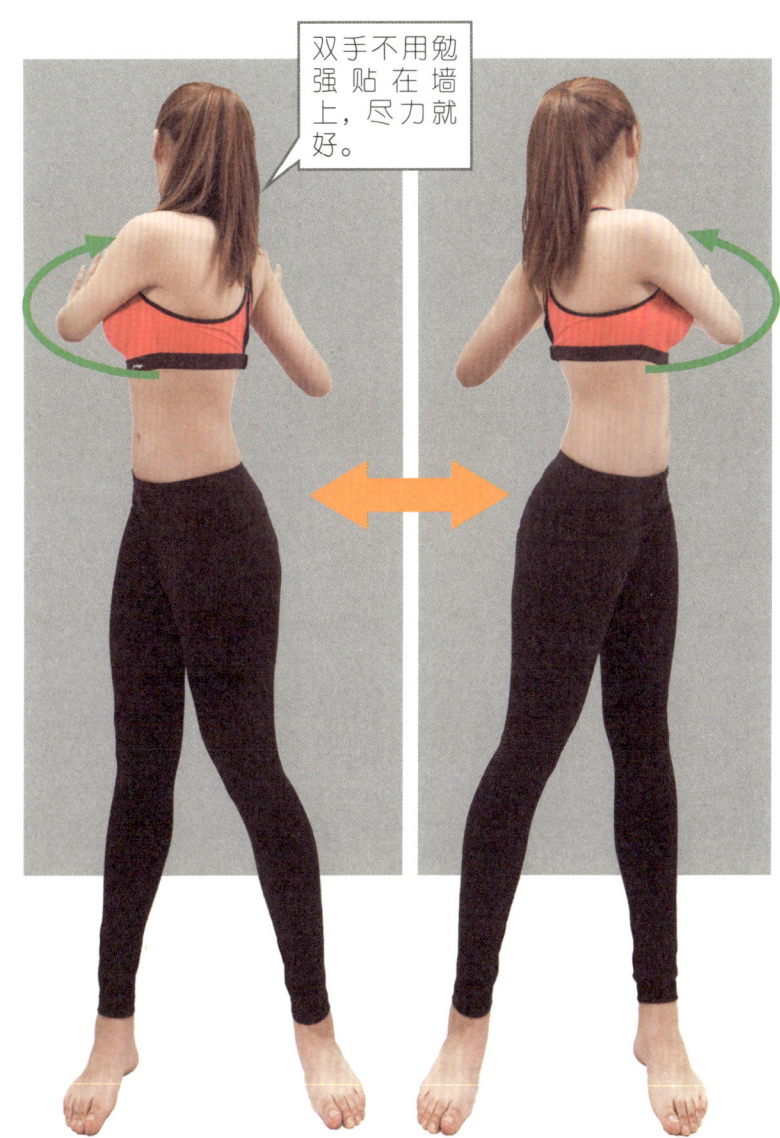

双手不用勉强贴在墙上，尽力就好。

1 背对墙壁，两脚分开与肩同宽，站直。两手放在胸前，五指分开。用鼻子吸一口气。

2 一边用嘴巴吐气，一边用腰的力量向右转身。注意不要用蛮力。

3 用鼻子吸气，身体回到正面。同样的，用嘴巴吐气，身体向左转。

14 下来身与脚尖的训练①

让身体摆成"S"形，感受腰臀的力量

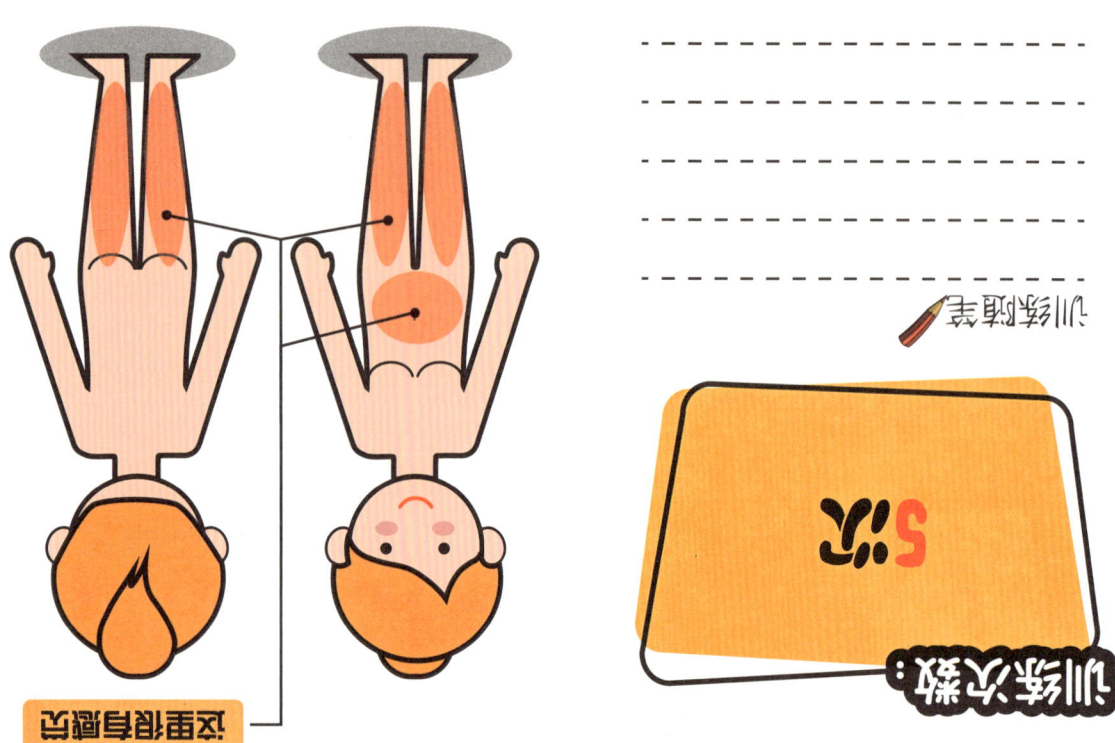

反重身倒立位

训练次数：

训练提示

扶墙下蹲

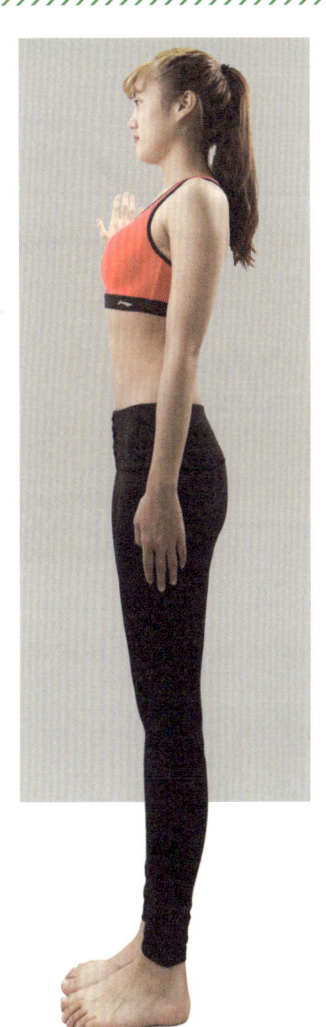
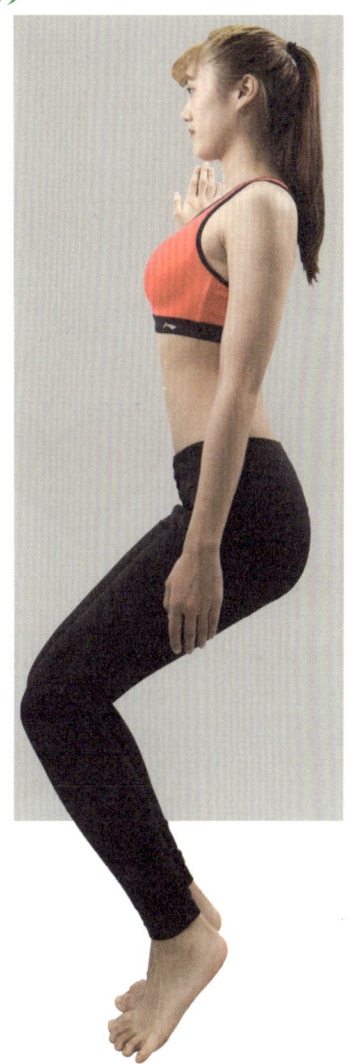

1 侧位站在墙边，一手扶墙，两腿并拢，站直。

2 踮起脚尖，用脚趾抓地，然后慢慢下蹲，让身体保持"S"型曲线，收紧腹部，保持30秒钟。也可根据自身的力量，保持时间越长越好。

15

卡特尔与跳士兵的训练②

让身体保持好姿势，能答应式呼吸

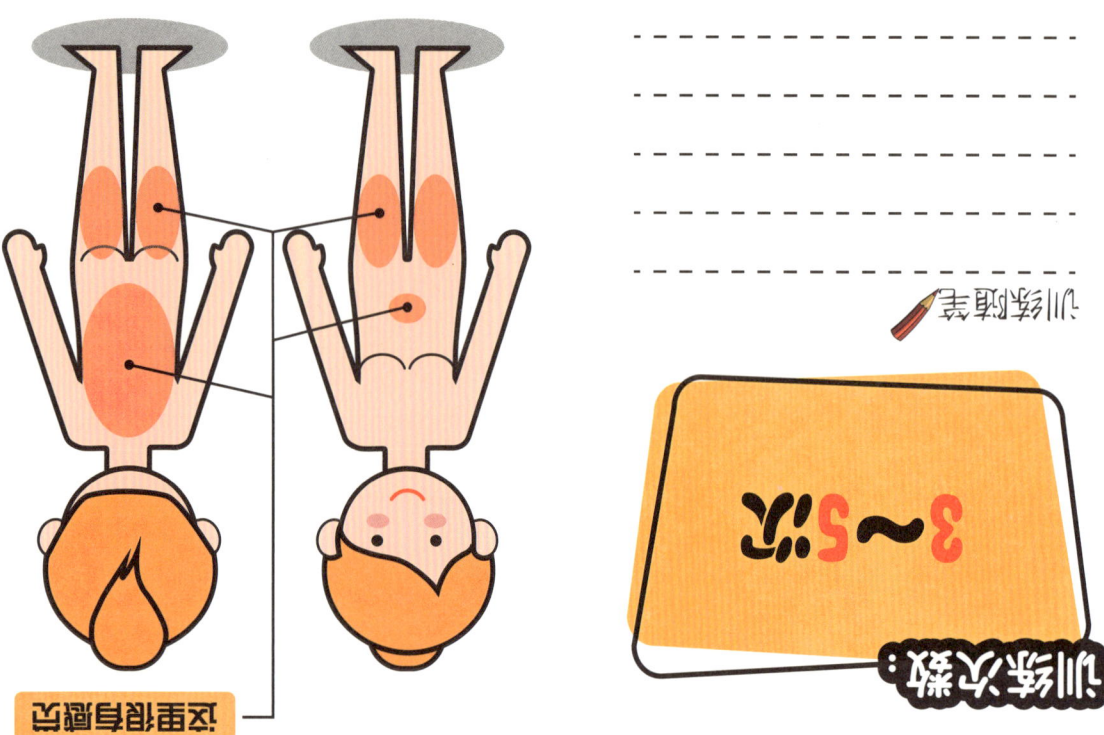

这里你有感觉

训练频率：
3～5次

训练监督表

坐在半空的腹式呼吸法

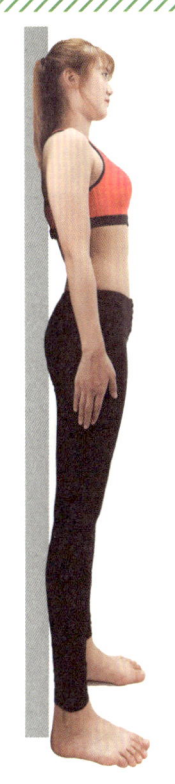

1 头部、背部（肩胛骨）、臀部、脚跟紧贴墙壁，身体站直，两脚分开与肩同宽。

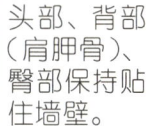

头部、背部（肩胛骨）、臀部保持贴住墙壁。

2 脚向前移动5厘米，膝盖弯曲，身体向下坐，到不会难受的程度就好。

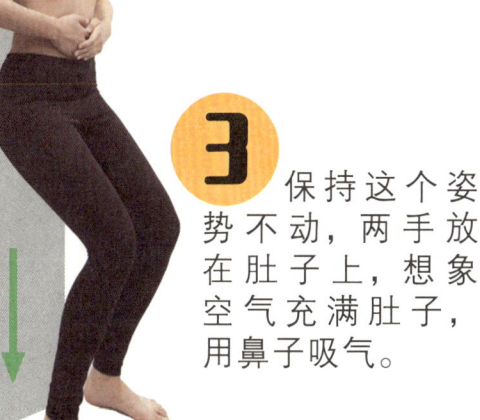

用鼻子吸气

3 保持这个姿势不动，两手放在肚子上，想象空气充满肚子，用鼻子吸气。

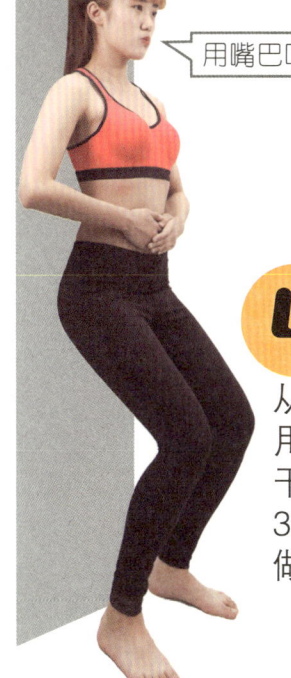

用嘴巴吐气

4 想象把空气从肚子里压出来，用嘴巴吐气。吐干净之后，依照3~4的顺序重复做。

16

下半身与躯干的训练③

注意呼吸与动作的配合

训练次数：

左右各4次

训练随笔

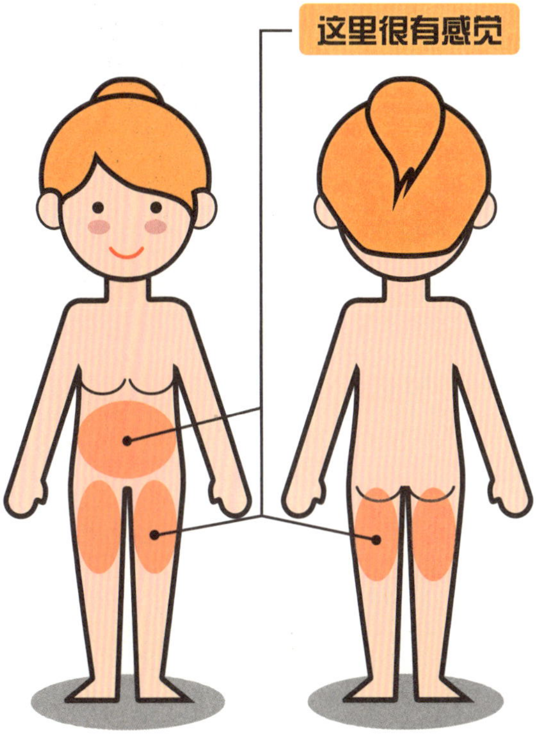

芭蕾式腹式呼吸法

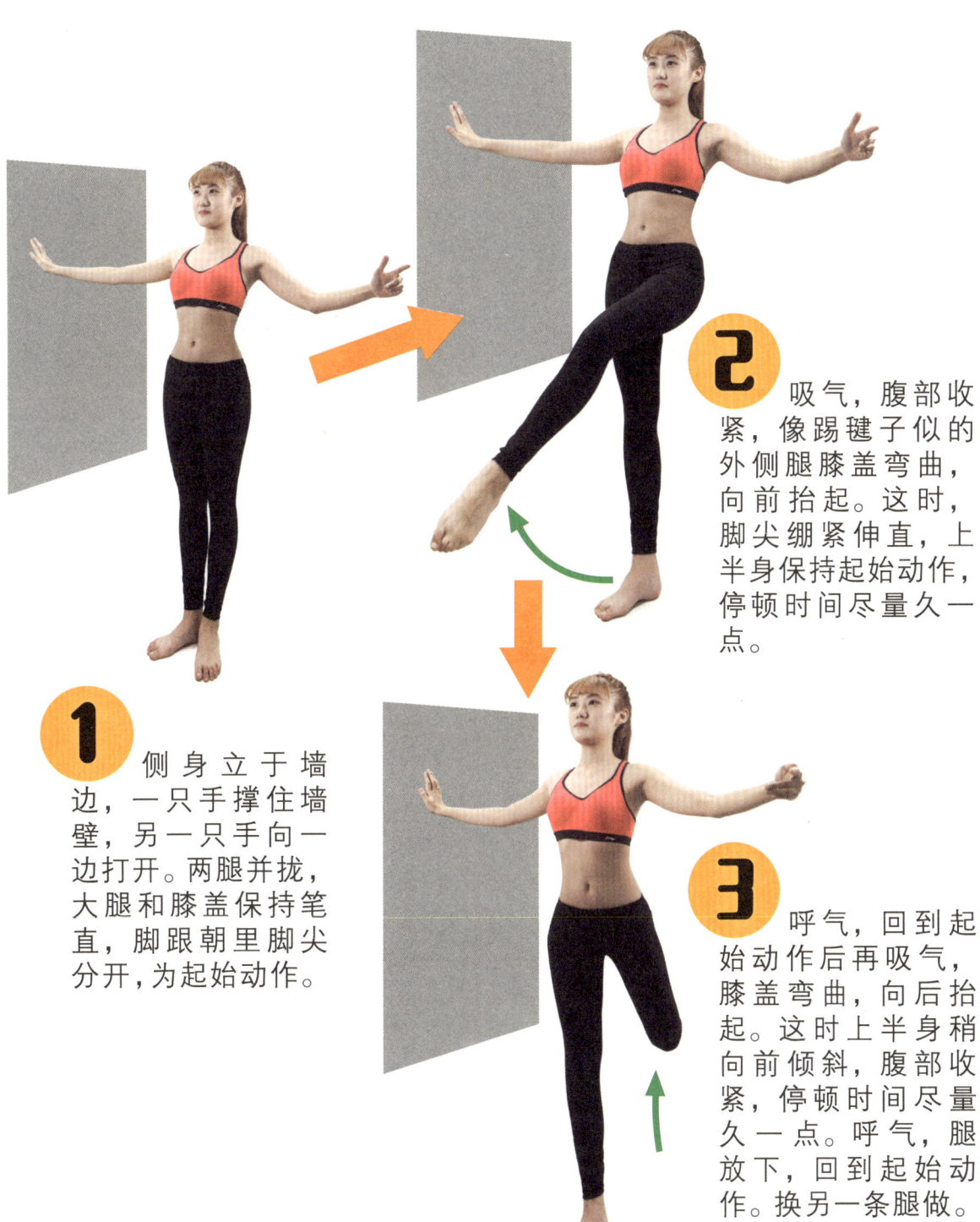

1 侧身立于墙边，一只手撑住墙壁，另一只手向一边打开。两腿并拢，大腿和膝盖保持笔直，脚跟朝里脚尖分开，为起始动作。

2 吸气，腹部收紧，像踢毽子似的外侧腿膝盖弯曲，向前抬起。这时，脚尖绷紧伸直，上半身保持起始动作，停顿时间尽量久一点。

3 呼气，回到起始动作后再吸气，膝盖弯曲，向后抬起。这时上半身稍向前倾斜，腹部收紧，停顿时间尽量久一点。呼气，腿放下，回到起始动作。换另一条腿做。

17 容易扭伤的脚踝①

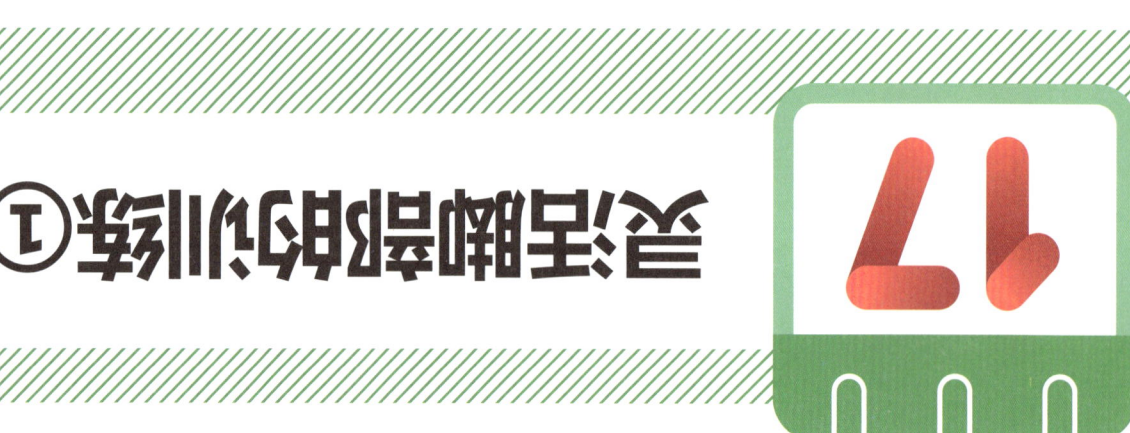

一说用眼睛瞄准又不准
一说没法子脚瞄

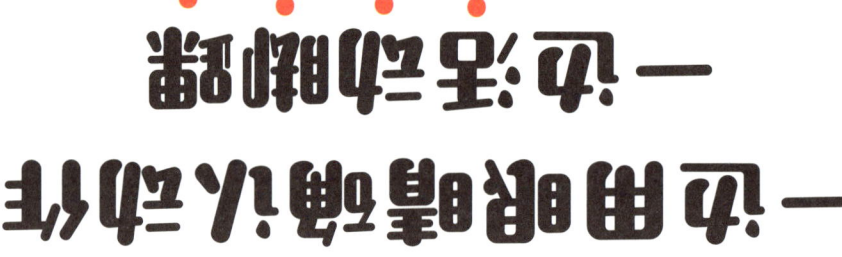

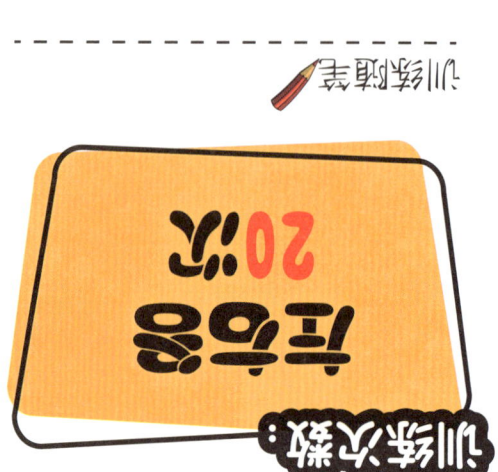

训练方法：
完成总分 20 分

训练随考 ✎

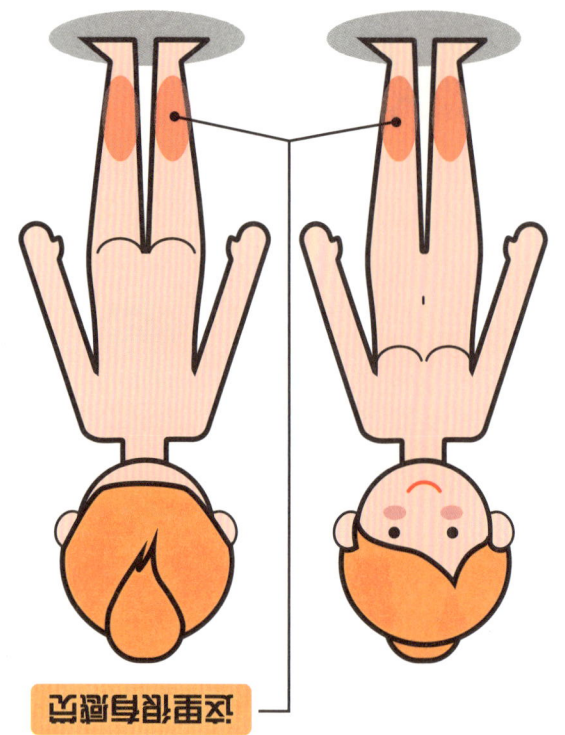

这里很有感觉

脚踝的伸展

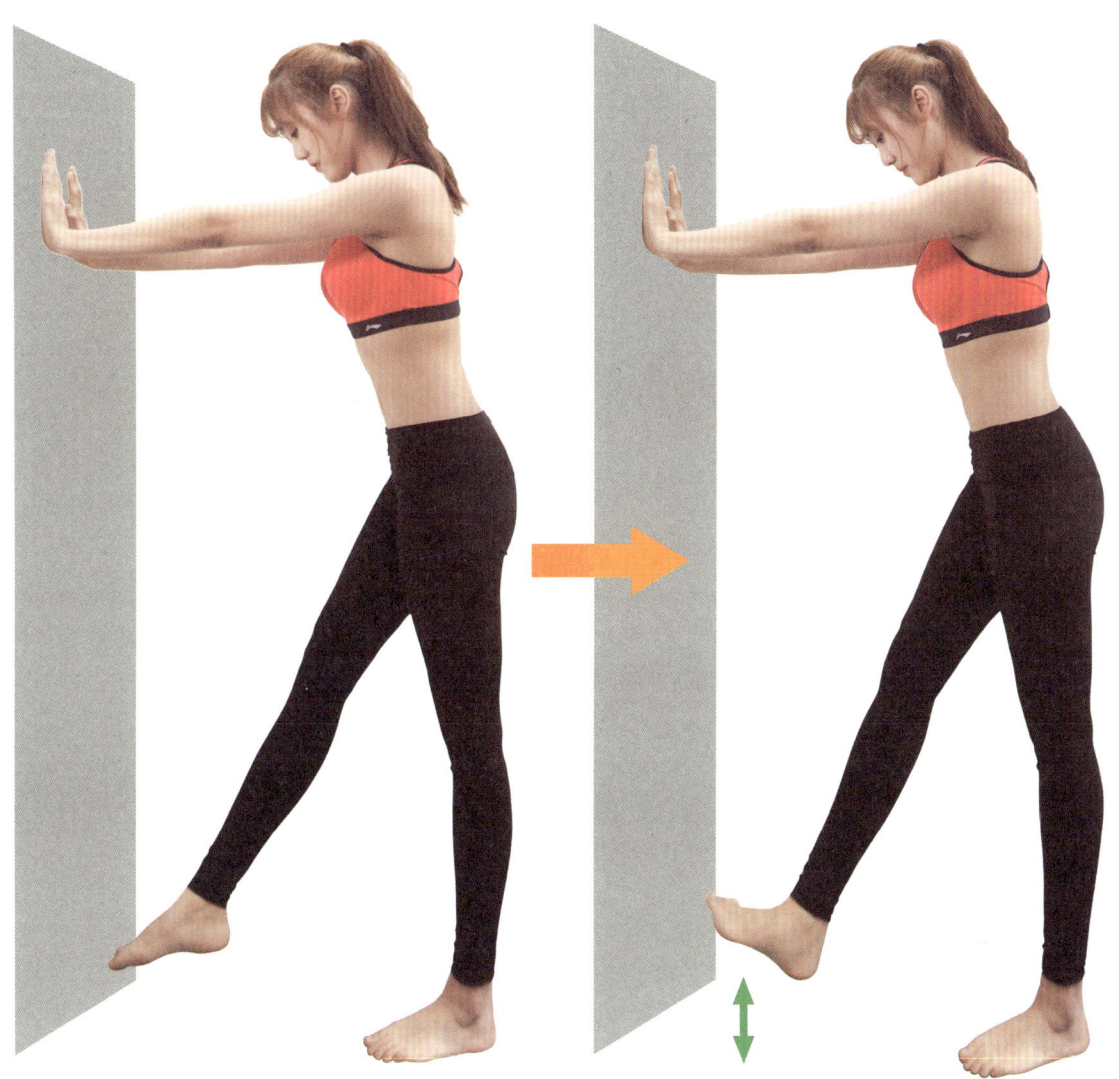

1 两手扶墙，身体站直，单腿向前抬起，脚尖绷紧伸直。

2 一边用眼睛确认动作，一边将前抬的脚上下活动。动作完成后换另一只脚做。

18 足底筋膜炎的训练 ②

训练次数：
每日 5次？

训练描述

卷起毛巾 抓起布团！
脚趾抓握！

这里有酸胀

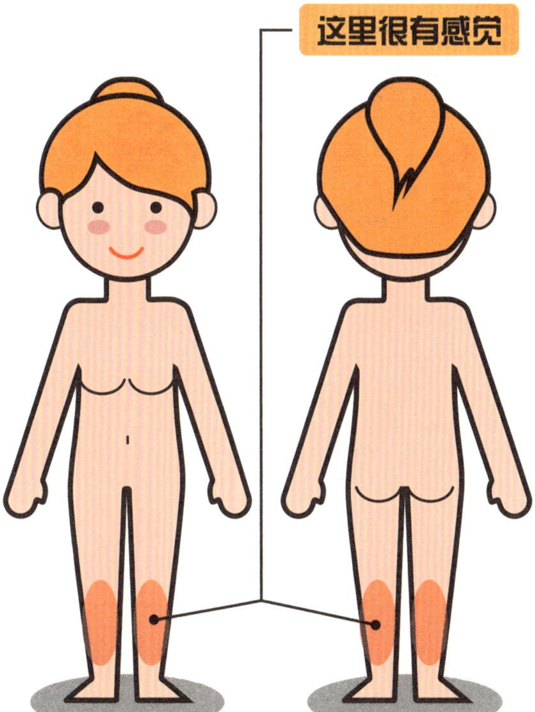

用脚趾画"8"字

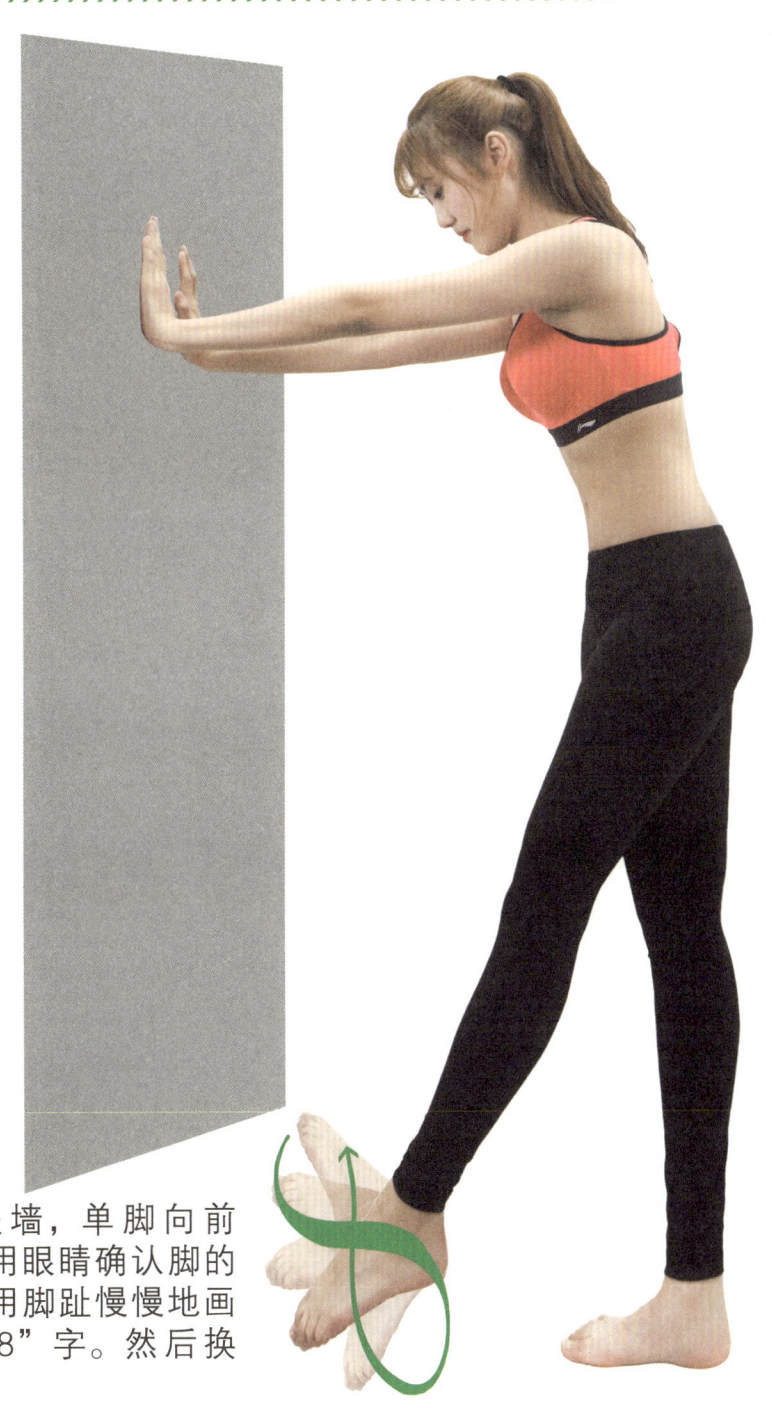

两手扶墙,单脚向前抬起,一边用眼睛确认脚的动作,一边用脚趾慢慢地画出大大的"8"字。然后换另一只脚做。

19 小蜜蜂跳的舞乃波浪舞

小蜜蜂身体的重心在哪，好好瞧瞧吧

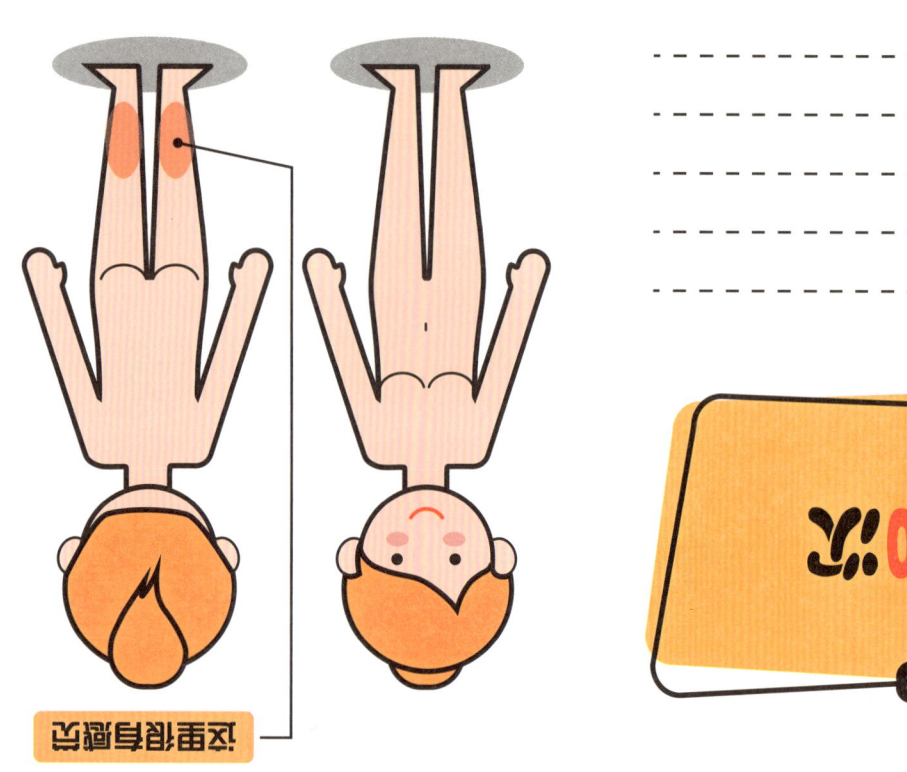

这是指身体重心

训练时长：

10分

训练用表

踮脚

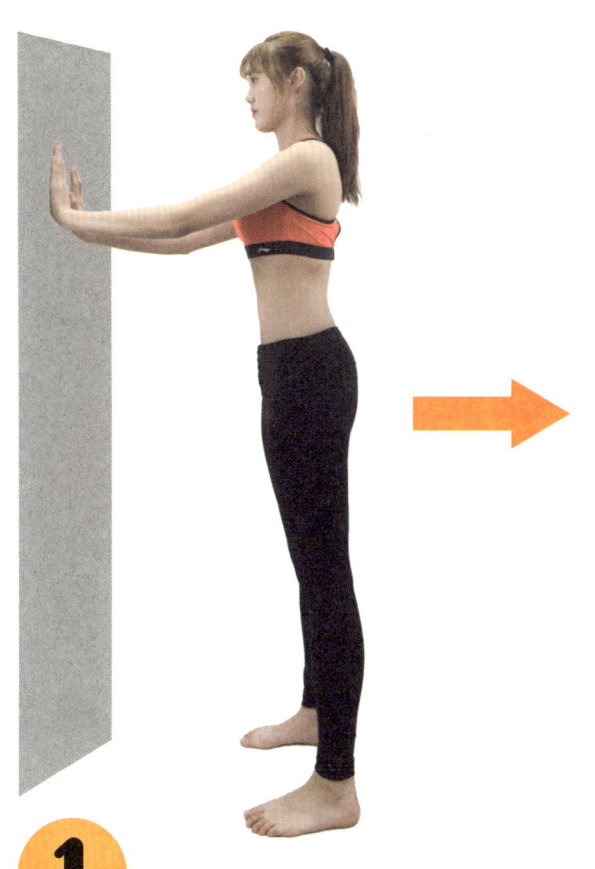

1 两手扶墙,两脚分开与肩同宽,站直。

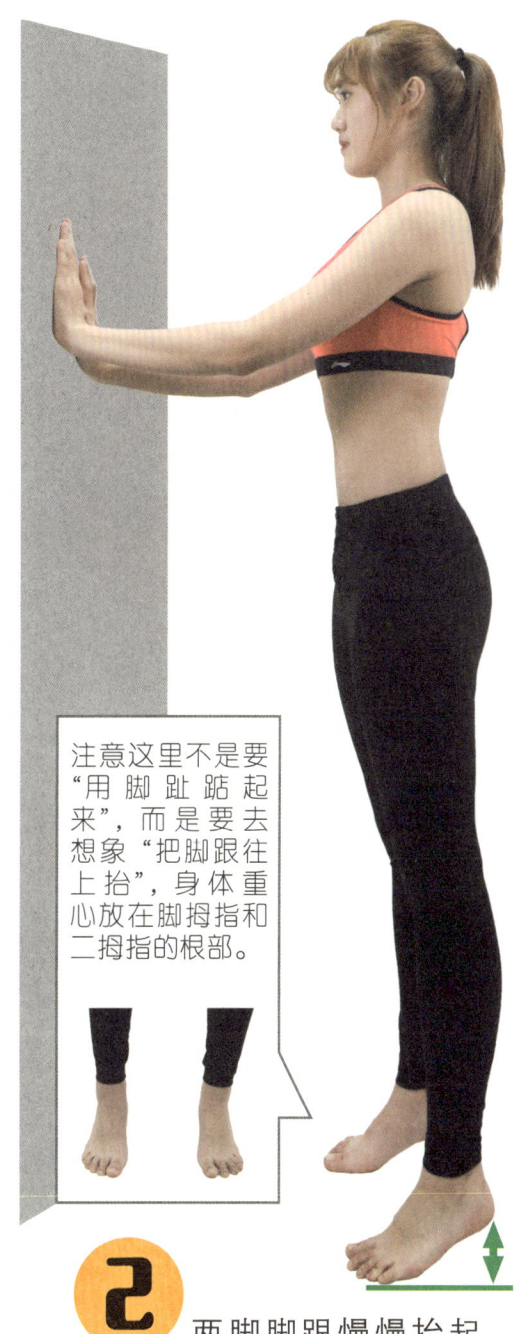

注意这里不是要"用脚趾踮起来",而是要去想象"把脚跟往上抬",身体重心放在脚拇指和二拇指的根部。

2 两脚脚跟慢慢抬起,保持时间尽量久一点,再慢慢回到1的姿势。

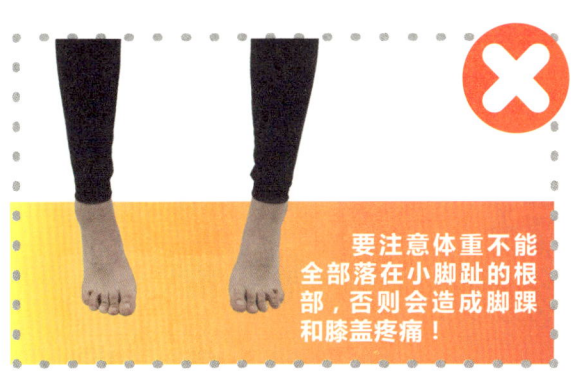

要注意体重不能全部落在小脚趾的根部,否则会造成脚踝和膝盖疼痛!

20

我脚丫子重要的肌肉力训练

自己伸胳膊来够脚尖，跟老师看看一样吗

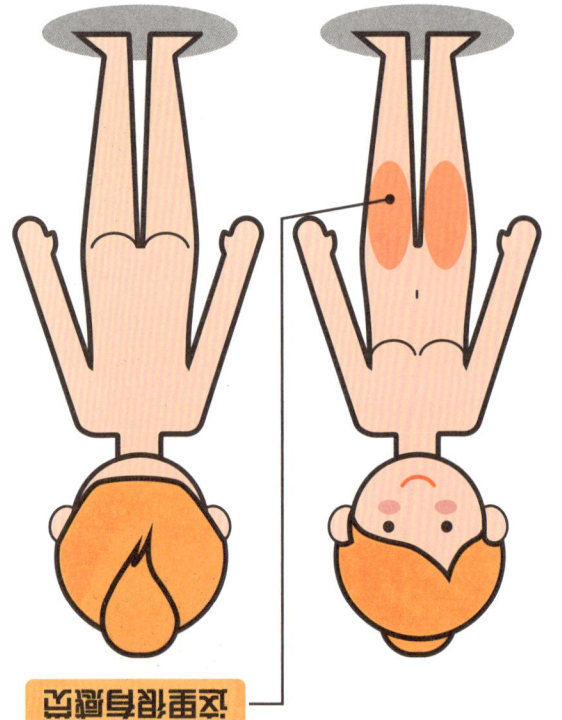

这里有感觉

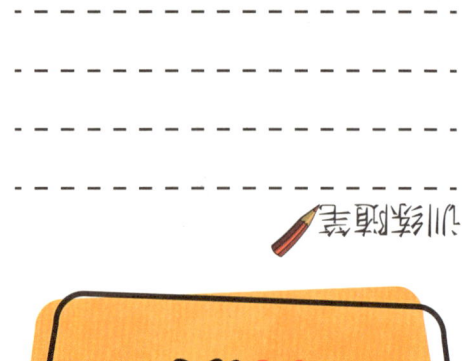
训练随表

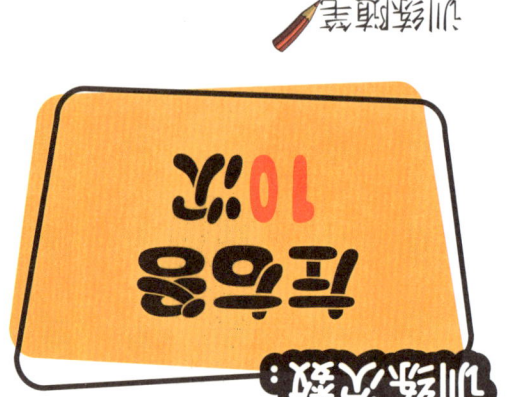
方法②
10分

训练方案：

抬腿

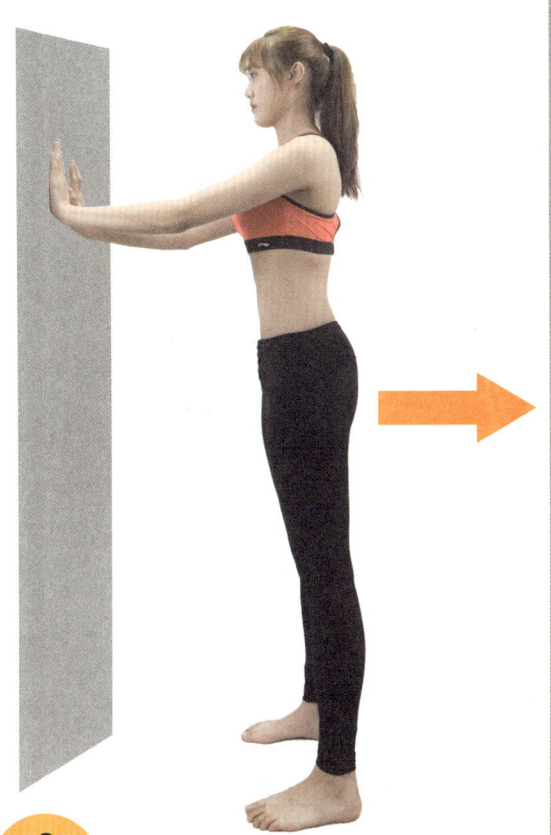

1 两手扶墙，两脚分开与肩同宽，站直。

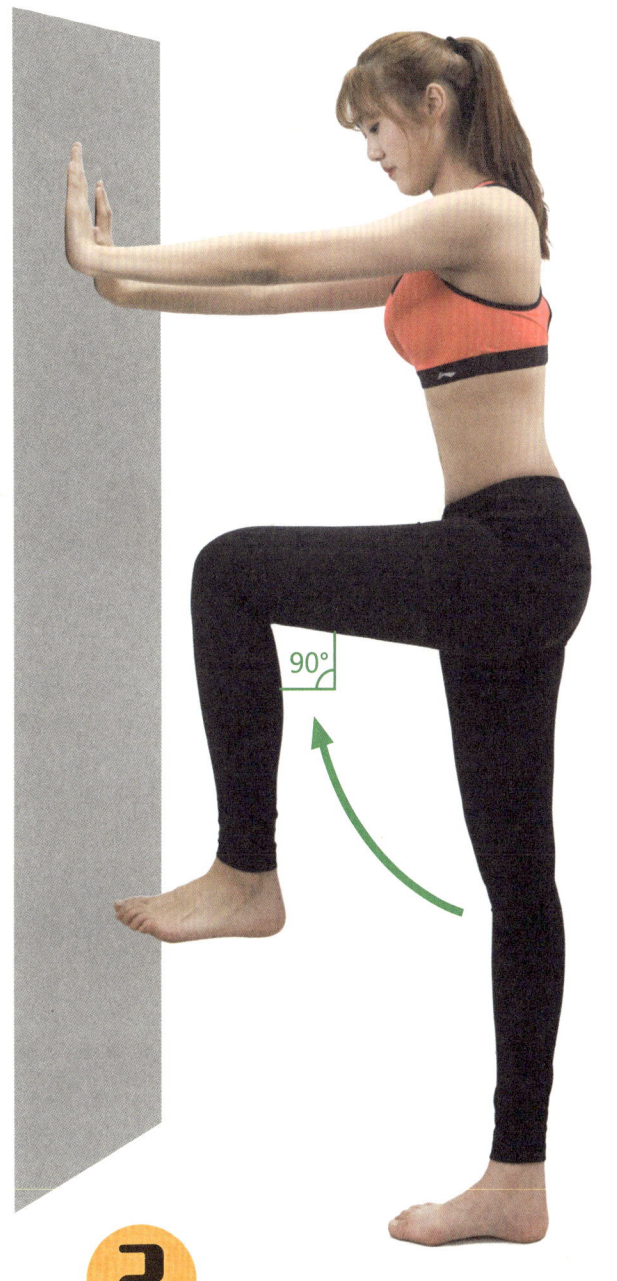

2 眼睛一边确认，一边单腿抬起到腰部的高度，保持时间尽量久一点。放下再换腿做。

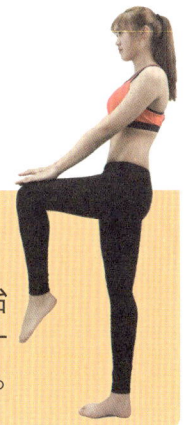

动作熟练之后

两手离开墙壁，放在腰的高度，用抬起来的膝盖轻轻碰一下手。小心不要跌倒。

21 大腿后侧肌的肌肉力训练

锻炼大腿后侧肌群的力量

训练方案：

有氧运动 10分钟

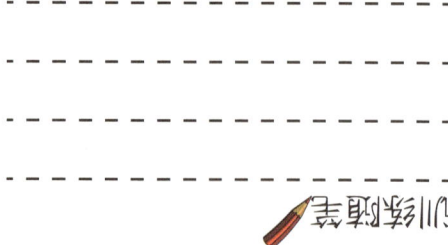

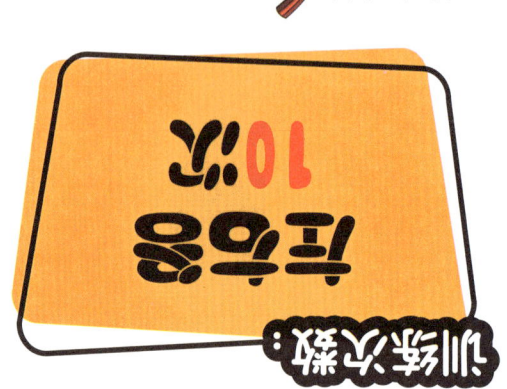

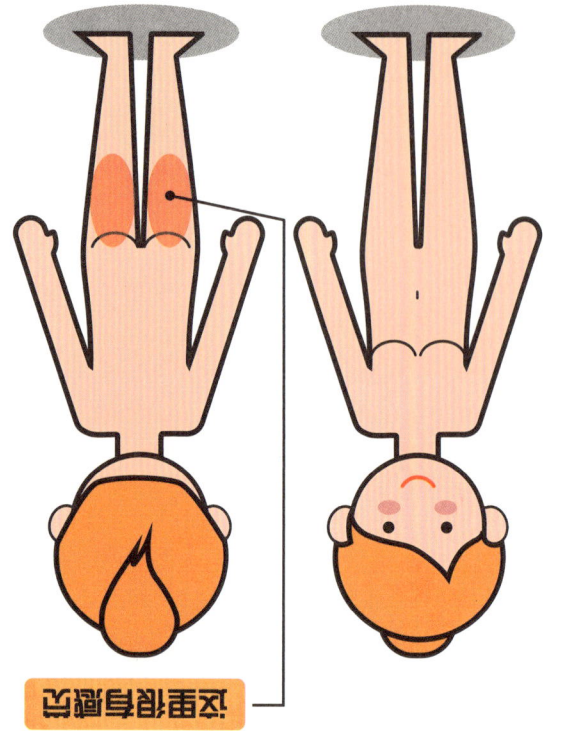

反复伸直腿

向后勾脚

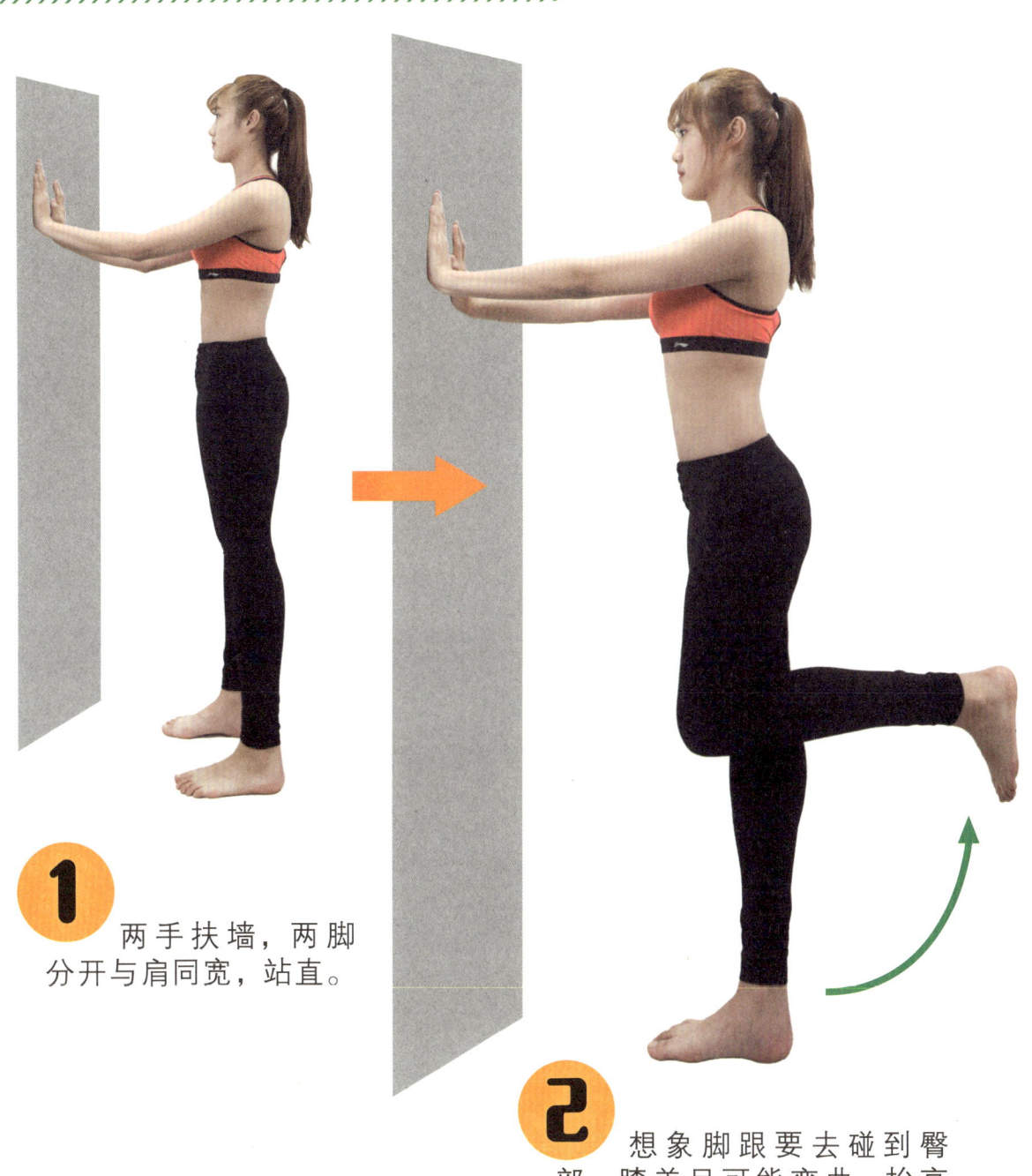

1 两手扶墙，两脚分开与肩同宽，站直。

2 想象脚跟要去碰到臀部，膝盖尽可能弯曲，抬高小腿，保持时间尽量久一点。放下再换腿做。

22 摆脱颈肩腰腿痛刮痧法

颈中风要小心出汗部! 对你说:

重要的"恶枕穴", 你有没有 单中风要小心出汗部! 对你说

刮痧时长 10分

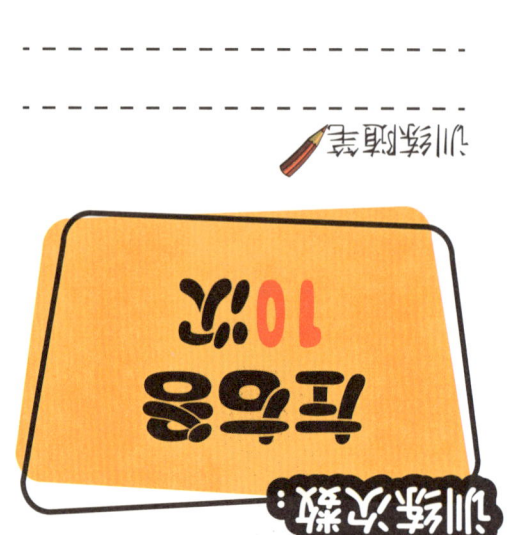

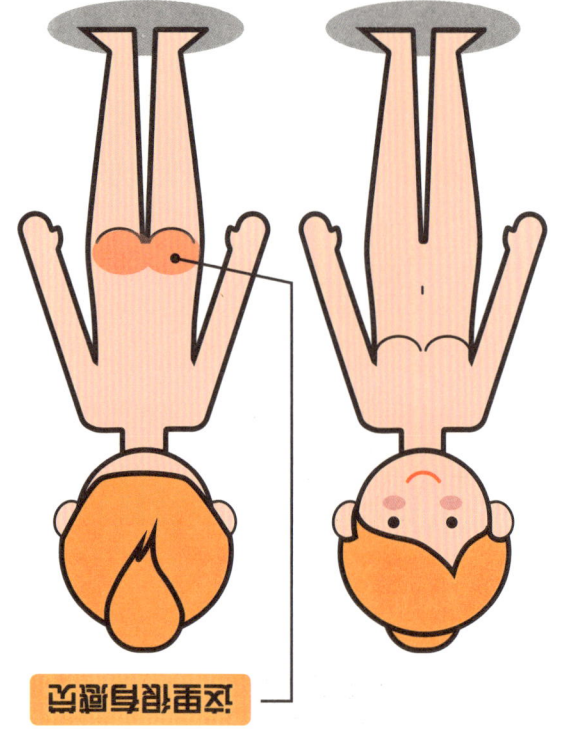

落枕有痛点

向后抬腿

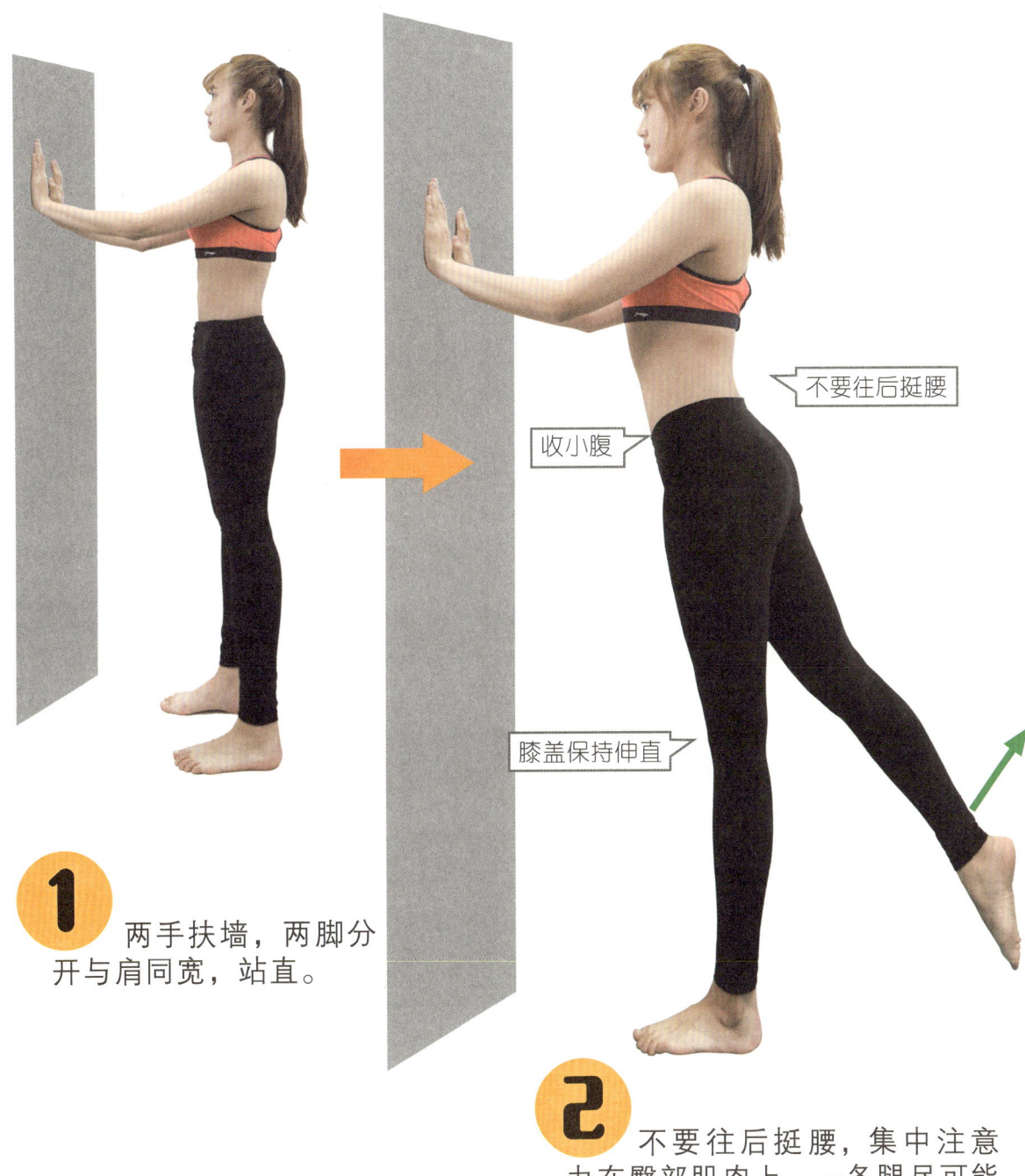

不要往后挺腰

收小腹

膝盖保持伸直

1 两手扶墙，两脚分开与肩同宽，站直。

2 不要往后挺腰，集中注意力在臀部肌肉上，一条腿尽可能向后抬起，保持时间尽量久一点。放下再换腿做。

23 摆动双腿的 臀部力训练

长期抬腿的危害，正确的姿势方法都很重要的

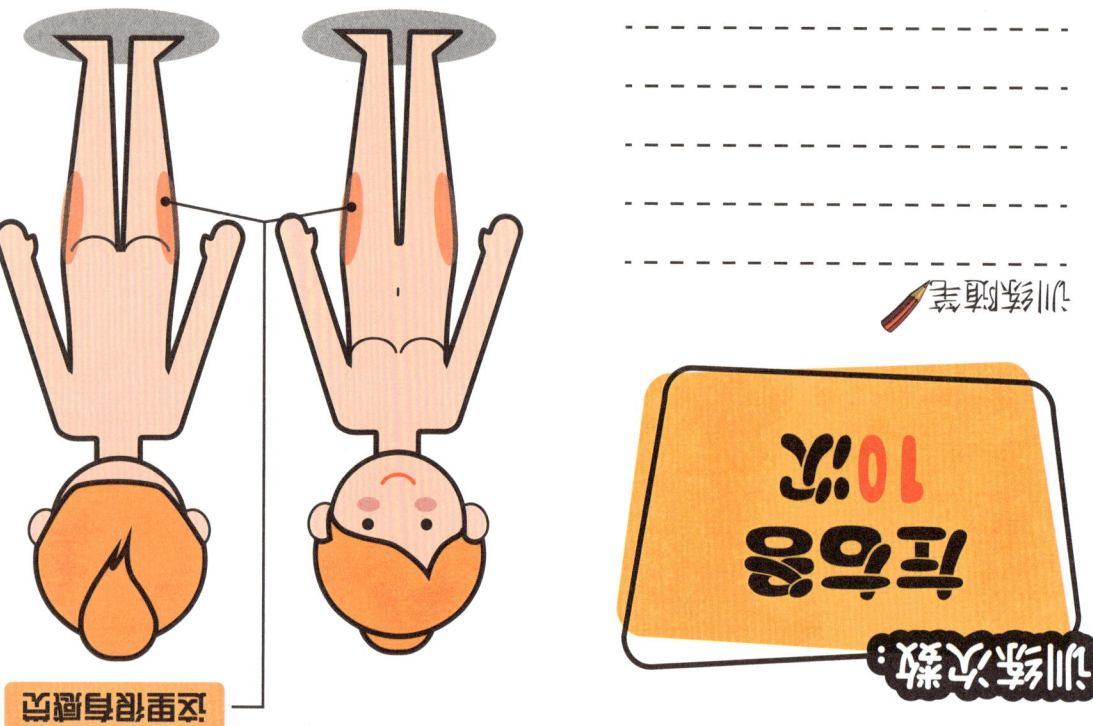

训练时长：

每日运动 10分

训练次数：

向侧边抬腿

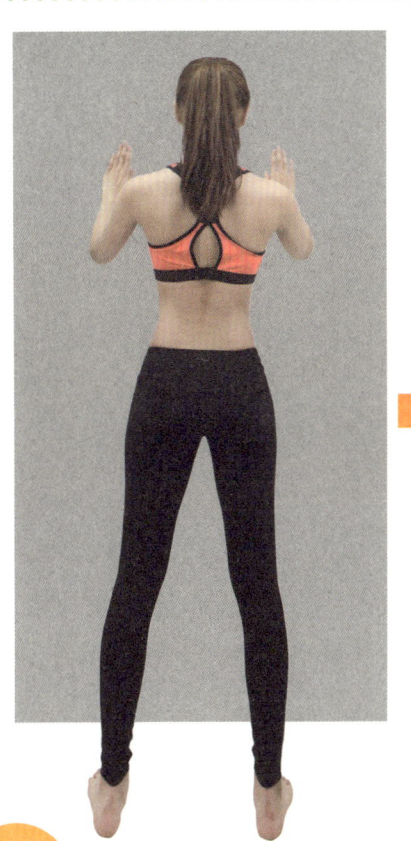

1 两手扶墙,两脚分开与肩同宽,站直。

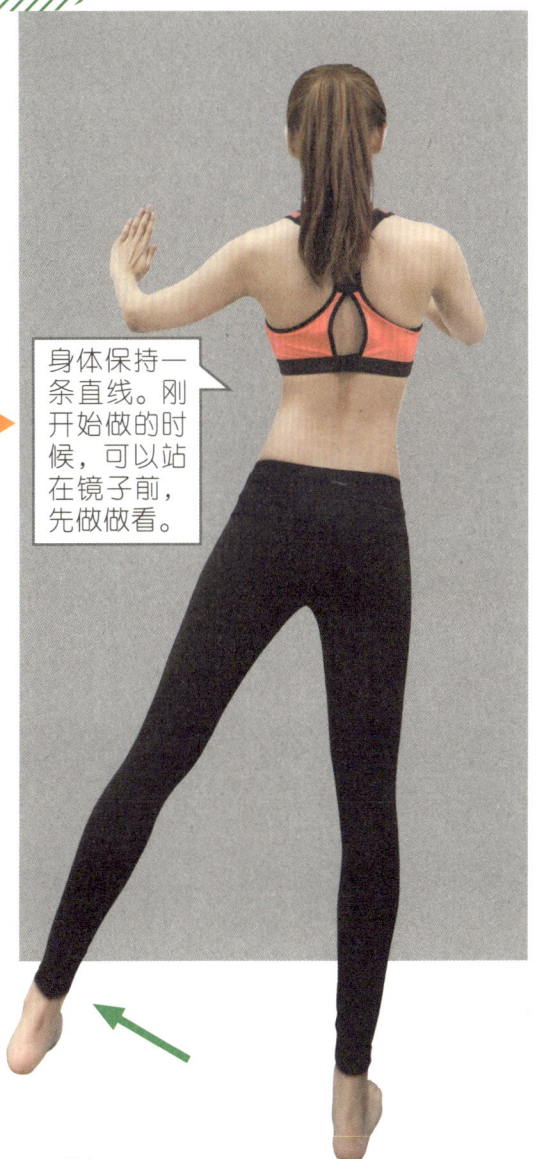

身体保持一条直线。刚开始做的时候,可以站在镜子前,先做做看。

2 单脚向侧边抬起。这个时候双脚保持平行,脚尖不要向外开,保持时间尽可能久一点。放下再换腿做。

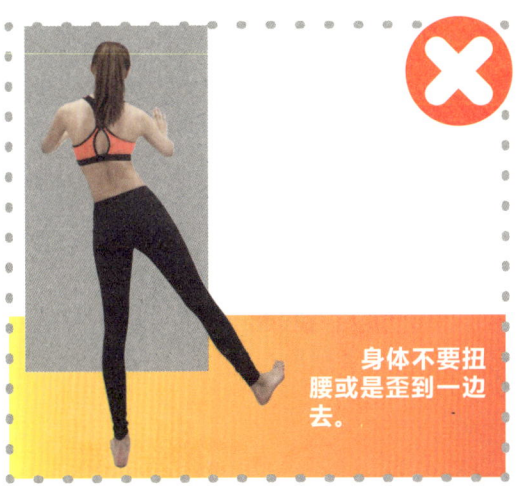

身体不要扭腰或是歪到一边去。

24 膝关节疼痛多方训练①（升降）

慢慢抬加不酸关节的足尖抬画圆

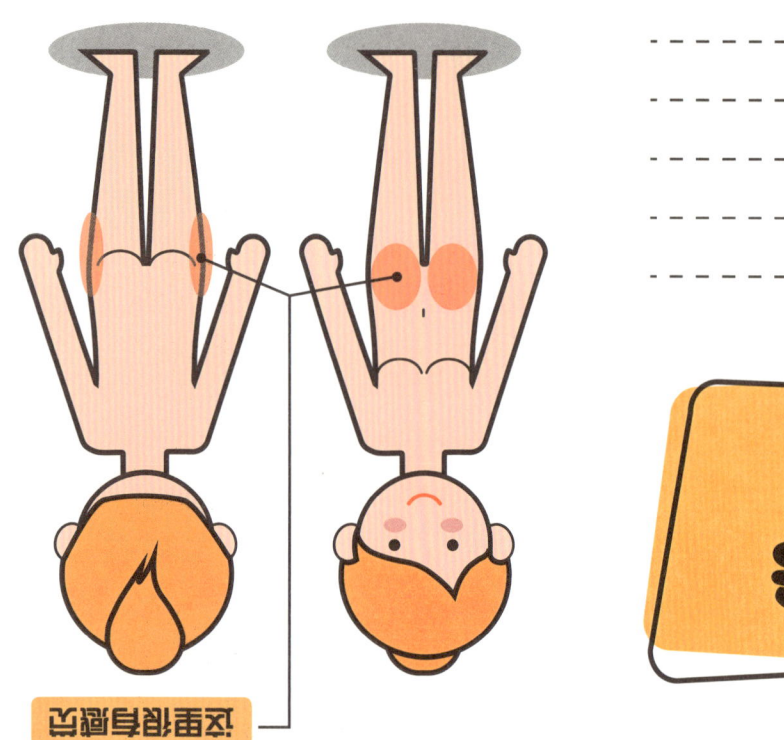

这里有酸痛

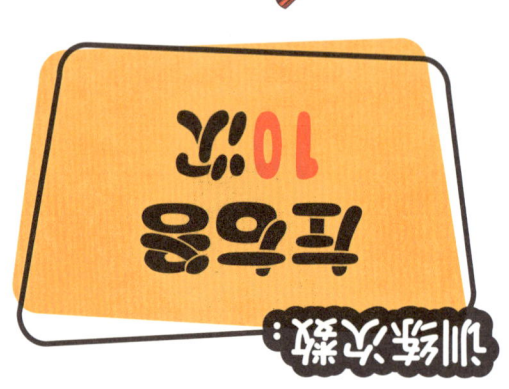

训练方案：

足尖上
10 次

训练时长

站姿开胯

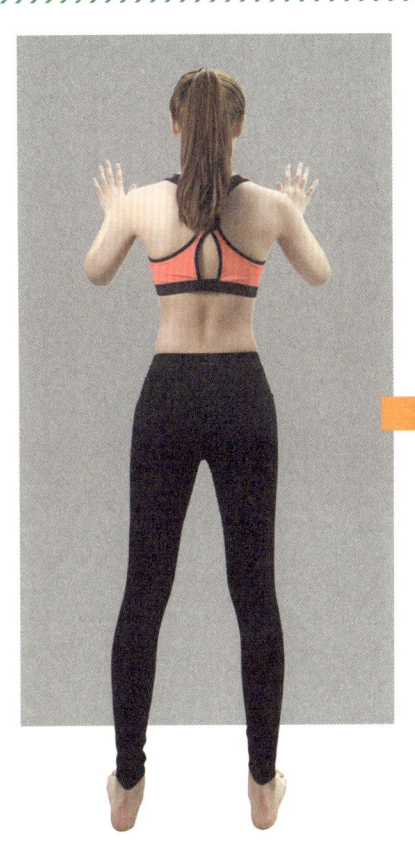

1 两手扶墙,两脚张开与肩同宽,站直。

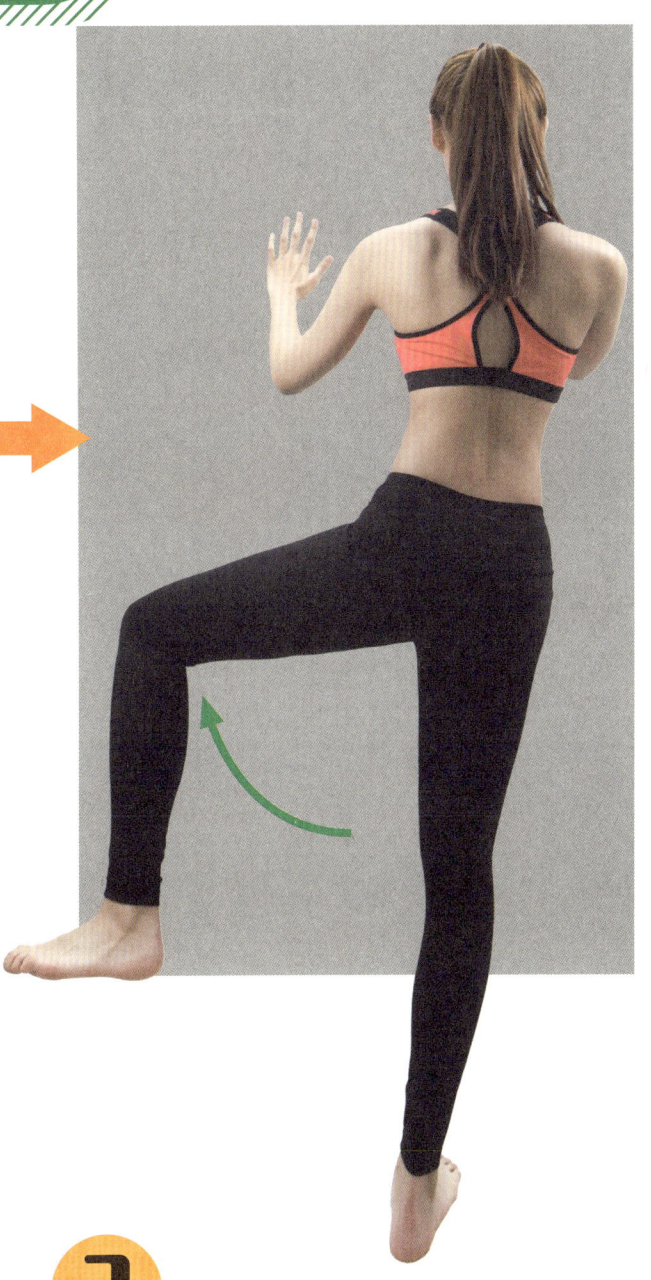

2 单腿膝盖弯曲,向旁边打开,尽可能抬高,保持时间尽量久一点。放下再换腿做。

25

髋关节伸展多方 训练② (图"8"字)

集中注意4个部位 髋关节

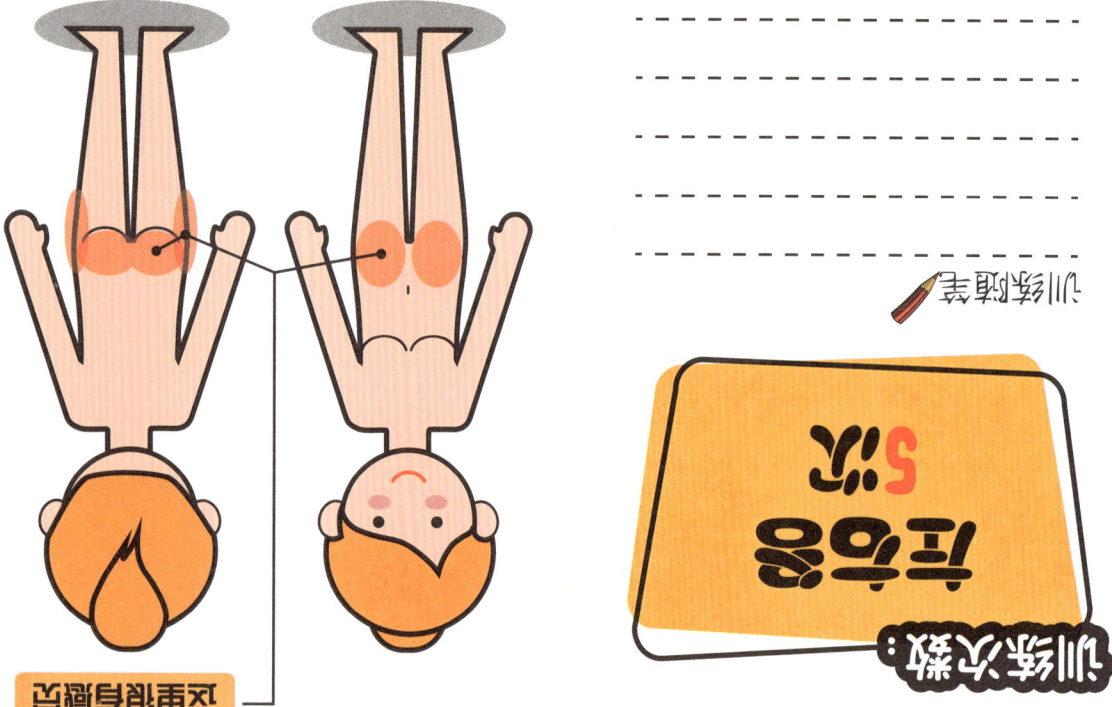

这里很有感觉

训练小教练:

定位5分

训练提示: ✏️

用脚画"8"字

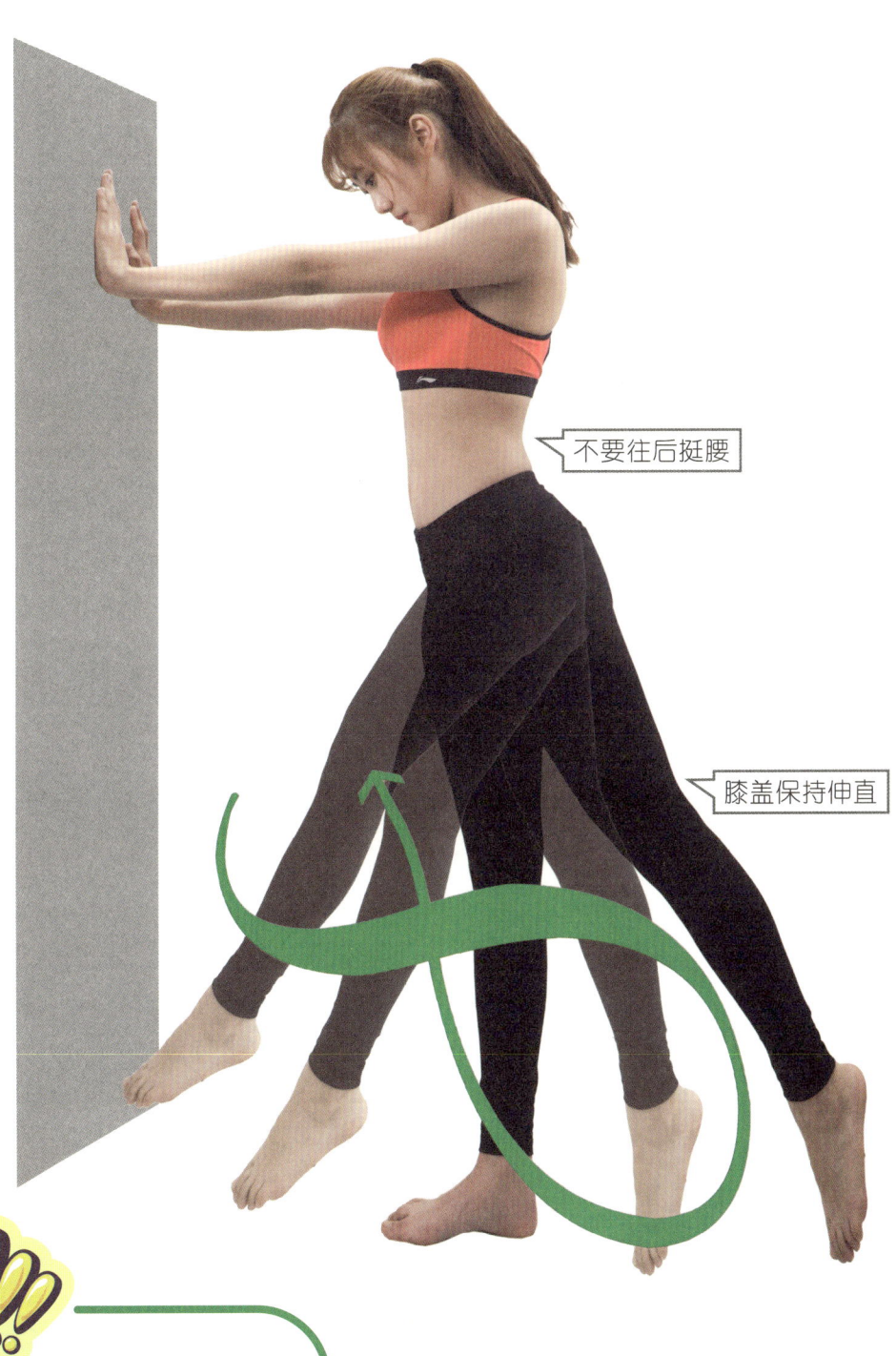

不要往后挺腰

膝盖保持伸直

注意不要跌倒

26

不咳嗽的好办法
训练 ①

目2以分钟能做到的动作，
去用上身为孩子做到10次

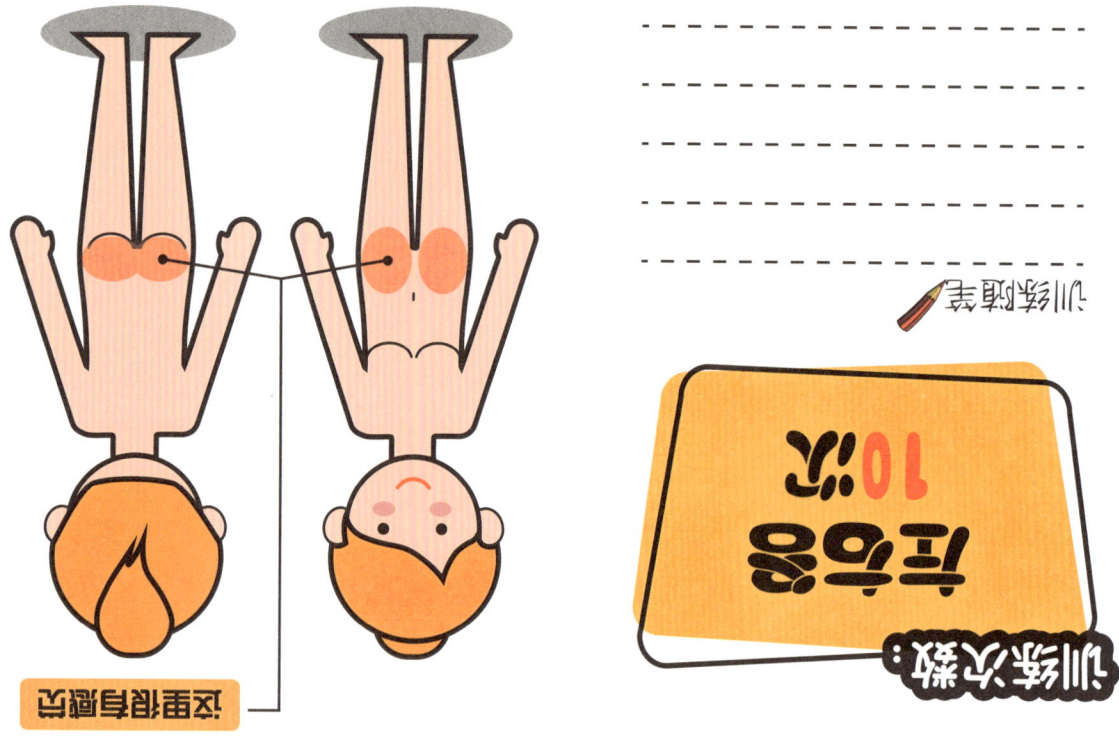

训练方法：

放松 10分

这里有酸点

单脚跨栏

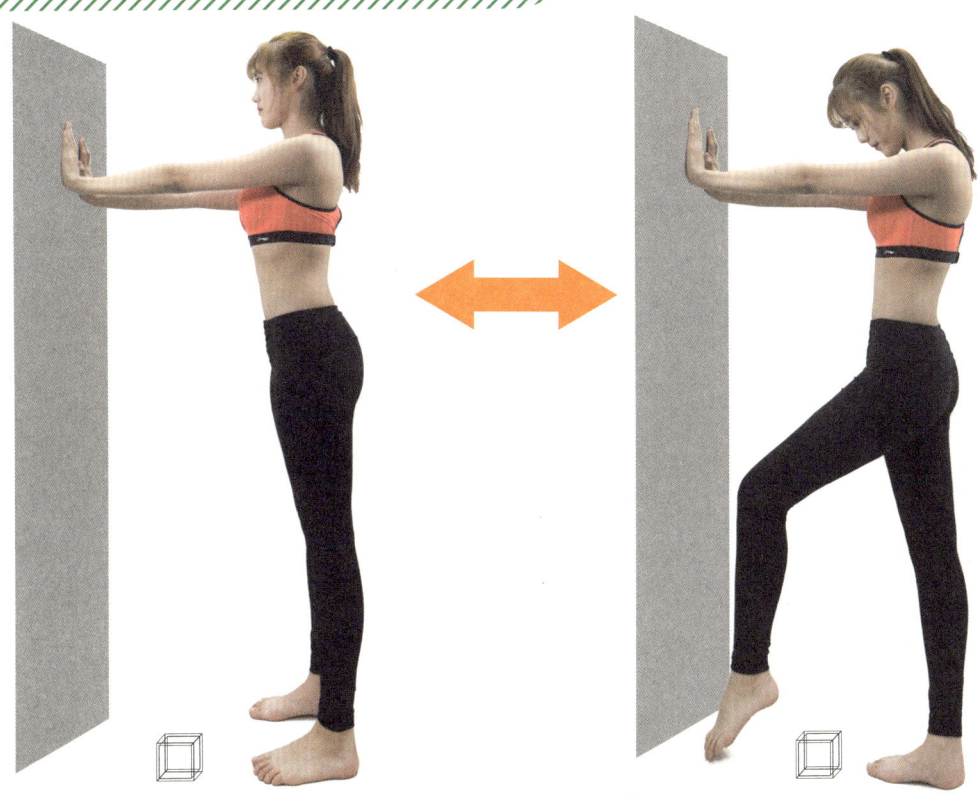

1 两手扶墙，两脚分开与肩同宽，站直。在脚的前方，放置辅助用的障碍物（如面巾纸盒等）。

2 眼睛一边确认，一边用一条腿跨过障碍物，再回到原位。动作完成后换腿做。

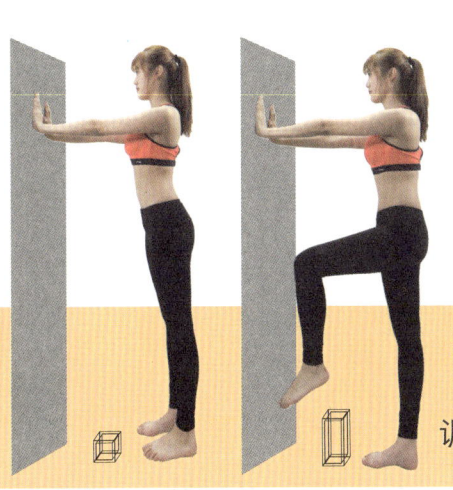

注意不要跌倒

动作熟练之后

练习保持一定速度后，眼睛不去看脚

调高障碍物

27 不服输的洞力娜 训练卷 ②

在练习的时候，要保持好奇并不动怒

训练方案：

方法⑤ 20分

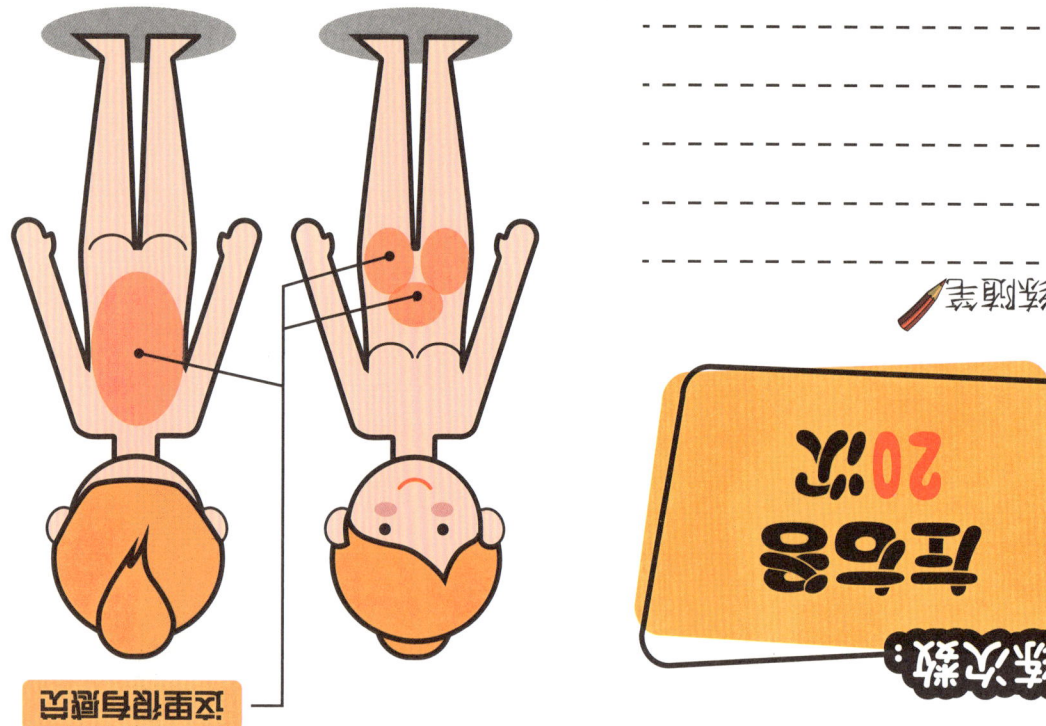

这里很有感觉

离墙抬脚

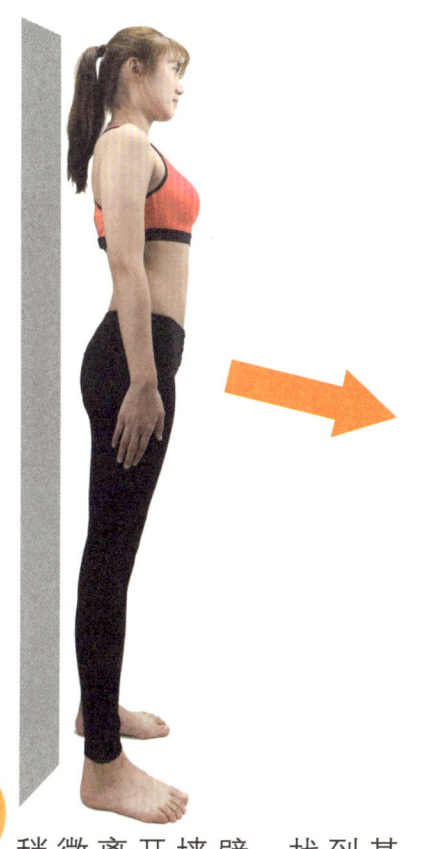

1 稍微离开墙壁，找到基本姿势（参考第3天的训练），站直。

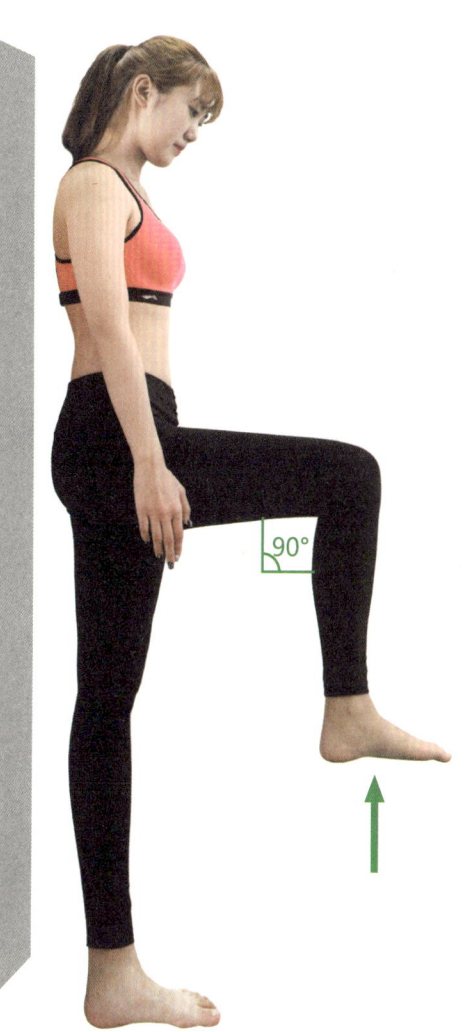

2 眼睛一边确认，一边单腿抬到腰部的高度，大腿与小腿呈90°，保持时间尽量久一点。放下换腿做。

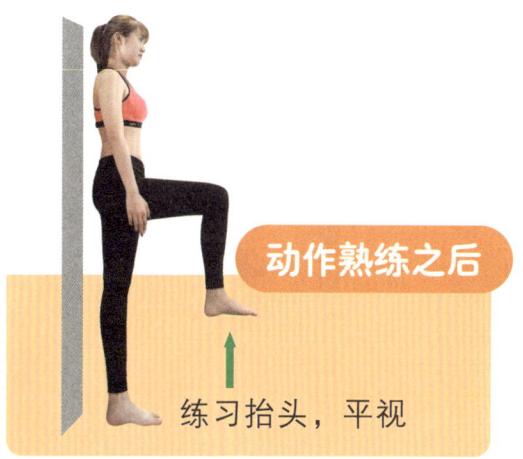

动作熟练之后

练习抬头，平视

28 下蹲拉伸腿力棒 训练③

乳头线可以通，习惯之后强度加强，保持一定速度

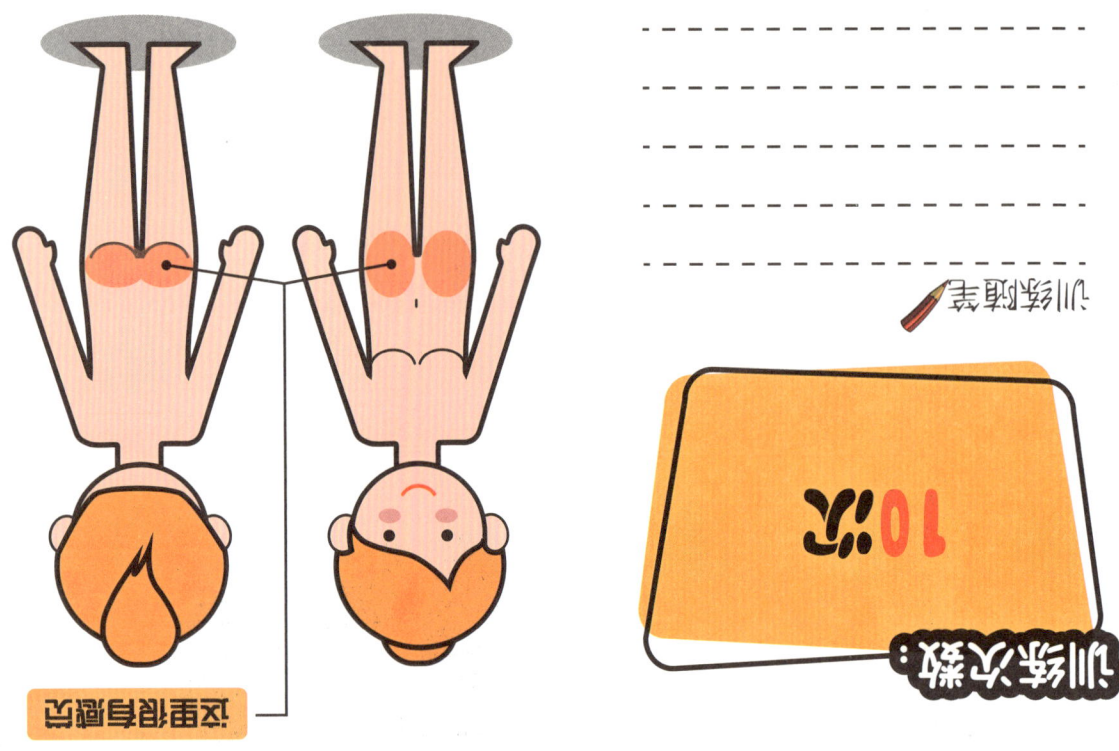

这里很有感觉

训练次数：10次

训练随表

双脚跨栏

1 两手贴在墙壁上，两脚分开与肩同宽，站直。在脚的前方，放置辅助用障碍物（如面巾纸盒等）。

2 一边用眼睛确认障碍物与抬脚的高度是否适当，一边左右脚依次跨过障碍物。

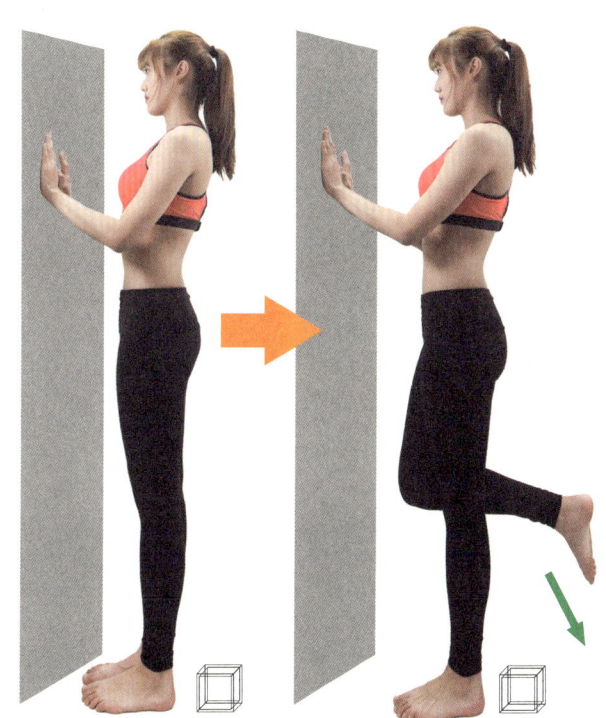

3 接下来用同样的姿势，背对着障碍物，左右脚依次反方向跨过障碍物，回到初始位置。

注意不要跌倒

29 下肢协调力的训练

手体①（圆形移动）

一边跑动作，一边控制好身体的去衡

训练要领：

花样方向多变

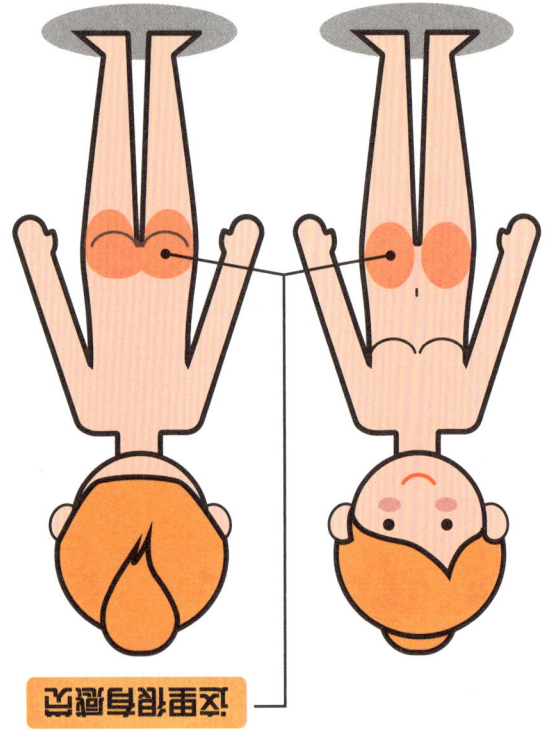

这里使身体位

一边跑动作，一边控制好身体的去衡

画圆的训练步伐

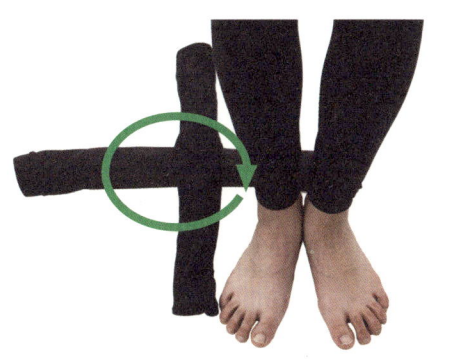

1 用两条毛巾摆成"十"字。两脚站在毛巾摆出的四个方格中的一格,身体站直。

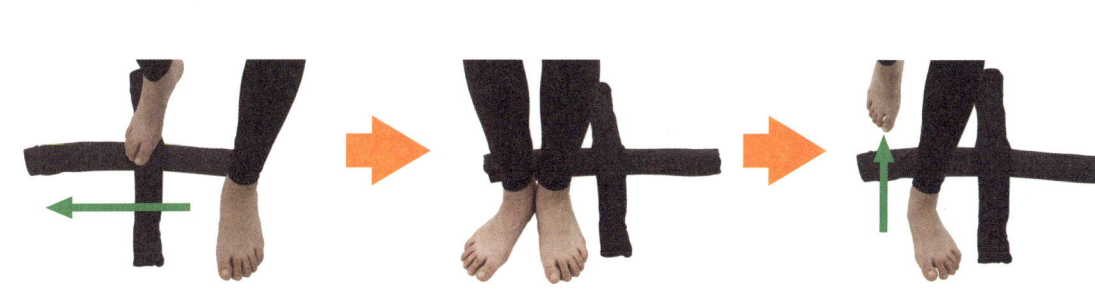

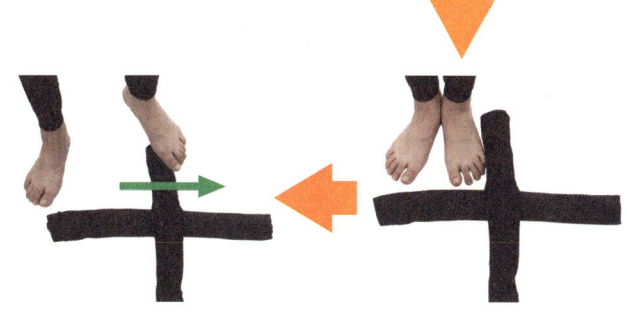

2 按顺时针方向,左右脚依次跨过毛巾。

3 走完 3 圈之后,接着反方向再走 3 圈。动作熟练了之后,可增至走 5 圈!

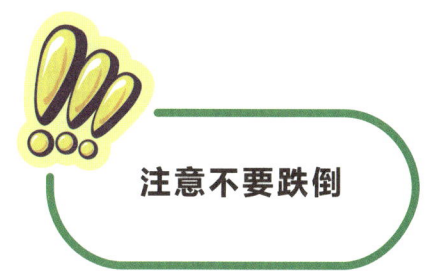

注意不要跌倒

30 手指协调能力的训练

手指操②（"乙"字挠印）

朗读儿歌念着"乙"字、头，
体悟指尖"乙"字挠印。

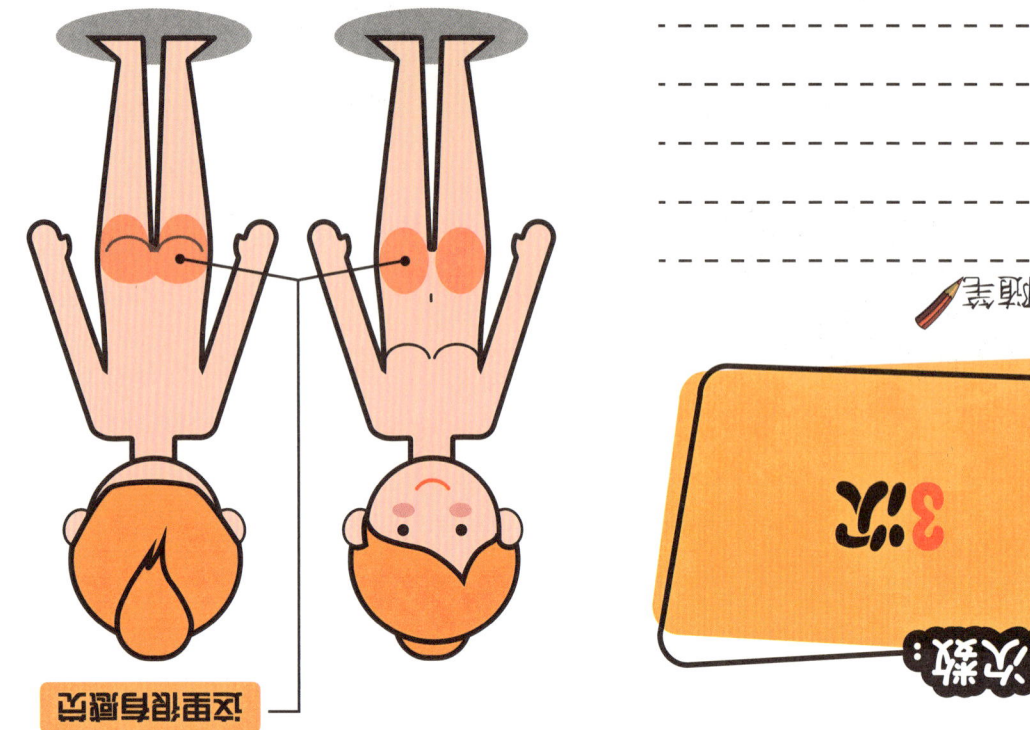

这里有穴位

训练次数：3次

训练强度：

画"Z"的训练步伐

1 用两条毛巾摆成"十"字。两脚站在毛巾摆出的四个方格中的左上方的方格中,身体站直。

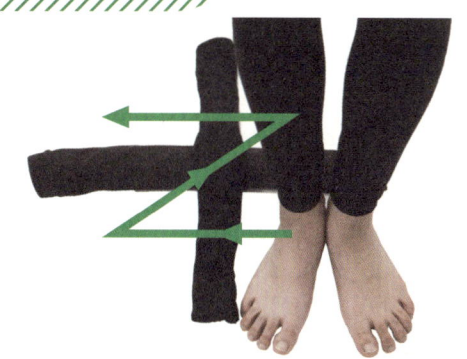

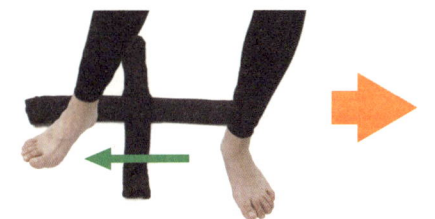 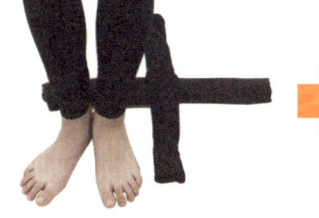 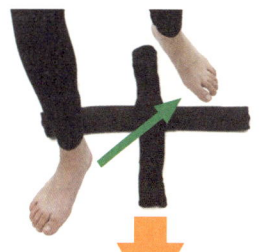

2 左右脚依次跨到隔壁的方格,最后完成一个"Z"字!

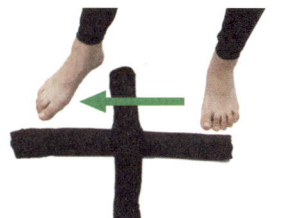 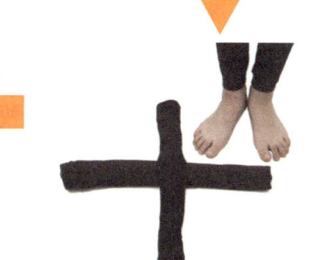

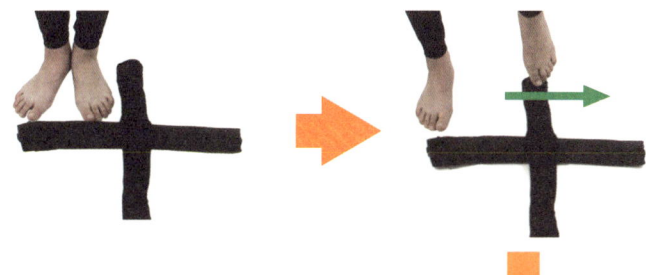

3 接着反方向画一个"Z"字后,回到开始的位置。

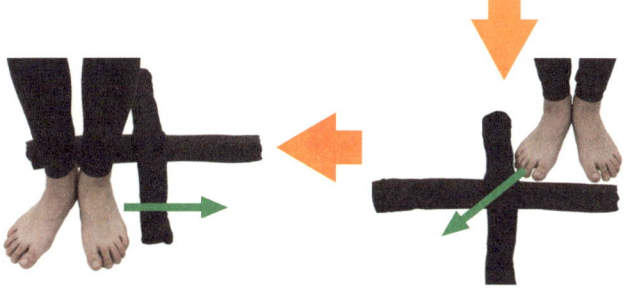 

注意不要跌倒

31

卡片抓握力量的训练

手法③（"8"字轮动）

腕关节摆动"8"字，
身体摆动是"8"字轮动。

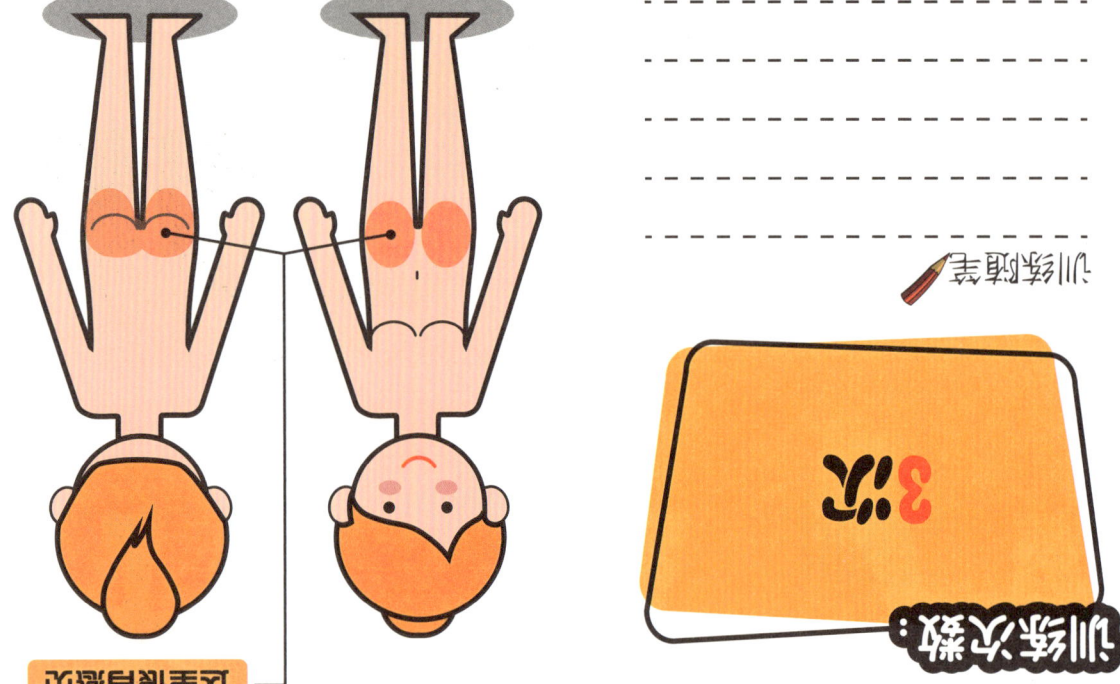

这里信息缺位

训练器表

3次

训练次数：

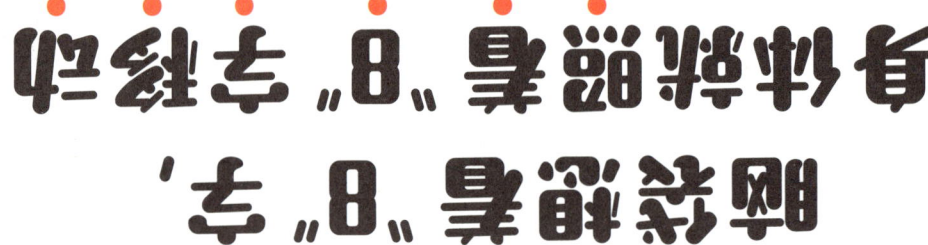

画"8"的训练步伐

1 用两条毛巾摆成"十"字。两脚站在毛巾摆出的四个方格中的左上方的方格中,身体站直。

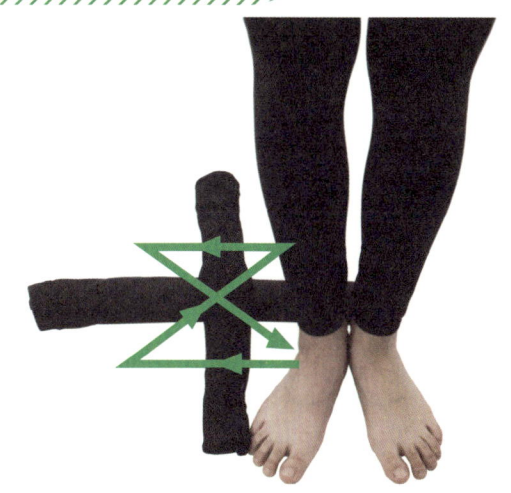

2

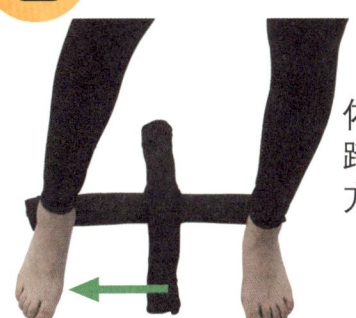

左右脚依次往旁边跨到隔壁的方格。

走到隔壁方格后,就往斜后方移动。

走到斜后方格子里后,就往隔壁方格移动。

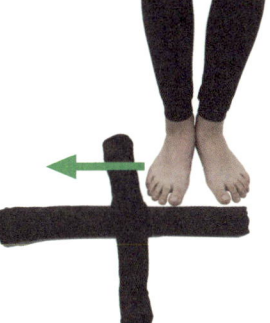

最后移动到斜前方的格子里(1的位置),这样就完成一个"8"字了!

3 同样的方法做3次。

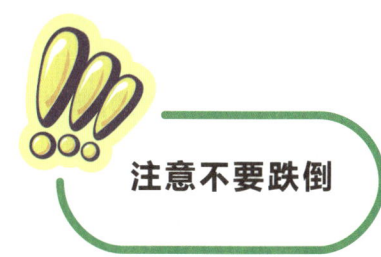

注意不要跌倒

助力训练的惊人效果

- 锻炼身体主要肌群
- 刺激肌肉纤维,经过恢复,加速新陈代谢
- 改善及预防因久坐引起的肩颈酸痛
- 提高心肺功能
- 帮助女士兼顾家庭的机体健康和美

不仅可以锻炼肌群,还能强健骨骼、提升体能!

《3分钟健身助力训练日计划》首选力训练锻炼身体不需要通过锻炼自身体,所以其他锻炼形式例激肌肉,效果差外,还很难除代谢。比起一般的操作方式,用哑铃来做这类运动更能增加消耗的能量!当肌肉训练要用哑铃来做这样未进行的有氧运动,有氧运动可以减肥,这是因为日常的水及习惯消耗,抽脂术等,规律地完成整套动作,效果会非常好。总要以引起的原因是:糖摄取过多,即果糖多食,睡眠心肺力不足,运动量不够等,锻炼记忆力为逐渐等,有非常多的功效。总而言之,持续的助力训练,不仅可以强身健体,还有增强,还能做各种多种作用。

肌力训练 Check List

现在就开始肌力训练吧！

训练完后，填写训练日记，提醒自己持续锻炼哦！

1 训练日记

动作1	动作2	动作3	动作4	动作5	动作6	动作7	动作8	动作9	动作10	

动作11	动作12	动作13	动作14	动作15	动作16	动作17	动作18	动作19	动作20	

动作21	动作22	动作23	动作24	动作25	动作26	动作27	动作28	动作29	动作30	动作31

2 训练日记

动作1	动作2	动作3	动作4	动作5	动作6	动作7	动作8	动作9	动作10	

动作11	动作12	动作13	动作14	动作15	动作16	动作17	动作18	动作19	动作20	

动作21	动作22	动作23	动作24	动作25	动作26	动作27	动作28	动作29	动作30	动作31

3 训练日记

动作1	动作2	动作3	动作4	动作5	动作6	动作7	动作8	动作9	动作10	

动作11	动作12	动作13	动作14	动作15	动作16	动作17	动作18	动作19	动作20	

动作21	动作22	动作23	动作24	动作25	动作26	动作27	动作28	动作29	动作30	动作31

图书在版编目（CIP）数据

3分钟强臂肌力训练月计划 / 轻硬有氧爸爸主编. --
哈尔滨：黑龙江科学技术出版社，2018.5
ISBN 978-7-5388-9653-4

I. ①3… II. ①轻… III. ①臂肌 - 肌肉运动 - 图解 IV.
① G883-64

中国版本图书馆 CIP 数据核字(2018)第 061462 号

3分钟强臂肌力训练月计划
SAN FENZHONG QIANGBI JILI XUNLIAN YUE JIHUA

作　者　轻硬有氧爸爸
责任编辑　张倩钢
　　　　　崔　璇　张云梅
封面设计　陈柏衡
出　版　黑龙江科学技术出版社
地址：哈尔滨市南岗区公安街 70-2 号　邮编：150001
电话：（0451）53642106　传真：（0451）53642143
网址：www.lkcbs.cn
发　行　全国新华书店
印　刷　天津盛辉印刷有限公司
开　本　787 mm×1092 mm　1/16
印　张　4.5
字　数　30 千字
版　次　2018 年 5 月第 1 版
印　次　2018 年 5 月第 1 次印刷
书　号　ISBN 978-7-5388-9653-4
定　价　24.80 元

【版权所有，请勿翻印、转载】